Kohlhammer

Petra Thorn

Familiengründung
mit Samenspende

Ein Ratgeber zu psychosozialen und rechtlichen Fragen

Mit juristischen Themenstellungen von Helga Müller

2., überarbeitete und erweiterte Auflage

Verlag W. Kohlhammer

2., überarbeitete und erweiterte Auflage 2014

Alle Rechte vorbehalten
© W. Kohlhammer GmbH, Stuttgart
Gesamtherstellung: W. Kohlhammer GmbH, Stuttgart

Print:
ISBN 978-3-17-024398-9

E-Book-Formate:
pdf: ISBN 978-3-17-024399-6
epub: ISBN 978-3-17-024400-9
mobi: ISBN 978-3-17-024401-6

Widmung

Petra Thorn
Für alle, die mit Zuversicht und Beherztheit
diesen Weg der Familienbildung gegangen sind
und für Wolfgang und Colin,
die mich beim Schreiben mit Zuversicht
und vielem mehr versorgt haben

Helga Müller
Den mutigen Müttern, Mitmüttern und Vätern,
die sich mit ganzem Herzen für ihre Kinder engagieren

Inhalt

Geleitwort

Ungewollte Kinderlosigkeit beschäftigt nicht nur betroffene Ehepaare und die sie betreuenden Ärzte, Fortpflanzungsmediziner, Psychologen und Psychosomatiker, Andrologen und Humangenetiker, sondern in den letzten Jahren zunehmend auch andere Personen, die nicht unmittelbar von dem Problem der Sterilität in der Ehe betroffen sind, wie Politiker, Journalisten, Juristen, Ethiker und Philosophen oder Theologen.

Besonders die Samenspende als Behandlungsmöglichkeit der Kinderlosigkeit bei absoluter Zeugungsunfähigkeit des Mannes befindet sich in einer stetigen Diskussion zwischen Befürwortern und Gegnern. Die ungewollt kinderlosen Ehepaare als die eigentlich Betroffenen in dieser Auseinandersetzung haben sich aus verständlichen Gründen (Fortpflanzung als Intimsphäre) bisher selten oder überhaupt nicht zu Wort gemeldet.

In der Bundesrepublik Deutschland wurden seit 1970 schätzungsweise mehr als 100 000 Kinder nach donogener Insemination geboren. Wurden früher ca. 1500 bis 2000 Geburten nach donogener Insemination pro Jahr vermutet, so ist die Zahl der Geburten durch donogene Insemination heute um zwei Drittel zurückgegangen, da durch die Einführung neuer Methoden der assistierten Fortpflanzungsmedizin (hier insbesondere die intrazytoplasmatische Spermieninjektion, ICSI) seit 1993 für viele Ehepaare die Möglichkeit eröffnet wurde, ein genetisch eigenes Kind zu bekommen. Aufgrund dieser erfreulichen Weiterentwicklung der Reproduktionsmedizin wird jetzt mit nur noch ca. 1000 Geburten pro Jahr nach donogener Insemination gerechnet.

Ihre gesellschaftliche Brisanz bezieht die Samenspende wohl aus der Tatsache, dass sie tradierte, häufig aber auch tabuisierte Verhältnisse, wie z. B. die Frage der Vaterschaft beziehungsweise ganz allgemein die der Verwandtschaftsverhältnisse aufbricht oder zumindest in Frage stellt.

Für Paare mit unbehandelbarer Zeugungsunfähigkeit des Mannes ist die
Behandlung mit Spendersamen neben der Adoption die einzige Möglichkeit, eine Familie zu gründen. Aufgrund der besonderen Zusammensetzung dieser Familien und der nicht ausreichend geklärten Rechtsbezie-
hung zwischen Mutter, Vater, Samenspender, Kind und Arzt sind Paare,
die sich für diese Art der Familiengründung interessieren, immer mit besonderen Fragestellungen konfrontiert und meist verunsichert. Fremdin-
seminationen werden immer umstritten bleiben. Einwände erfolgen nicht
so sehr vom medizinisch-technischen, sondern vielmehr vom ethisch-reli-
giösen und rechtlichen Standpunkt aus.

Für interessierte Paare sind die Informationen durch die Medien aufgrund
der Vielzahl der Reproduktionstechniken mit ihren schwer verständlichen
Termini eher verwirrend als aufklärend. Deshalb wenden sich verstärkt betroffene Paare neben dem Arzt auch an Ehe-, Familien- und Sexualbera-
tungsstellen mit der Bitte um Informationen. Doch hier bestehen ebenfalls
Informationsdefizite über die Reproduktionstechniken als Interventions-
möglichkeit bei unerfülltem Kinderwunsch, denn eine Auseinandersetzung mit den Befruchtungstechniken und vor allem der Spendersamenbehandlung auf der Ebene psychosozialer Beratung findet erst seit kurzem
statt.

Seit vielen Jahren befasst sich Petra Thorn in ihrer wissenschaftlichen und
beraterischen Tätigkeit mit der Spendersamenbehandlung und führt regelmäßig Vorbereitungsseminare für Interessierte durch. Das vorliegende
Buch trägt erstmals die Erfahrungen aus ihrer Beratungsarbeit sowie Informationen aus allen Fachrichtungen über diesen Themenbereich zusammen und stellt dies in verständlicher Form dar. Es ist sehr gut geeignet,
Paare in der Phase der Entscheidung pro oder kontra Samenspendethera-
pie sachlich und objektiv zu informieren und sie zu einer ersten Auseinandersetzung zu motivieren, auch wenn es die individuelle Paarberatung
nicht ersetzt. Darüber hinaus gibt das Buch auch Fachkräften und Bera-
tungsstellen wertvolle Impulse für ihre Arbeit.

Es ist zu wünschen, dass alle an einer Spendersamenbehandlung beteiligten Personen (Spender und Wunscheltern) in angemessener, ausführ-
licher und eingehender Weise im Vorfeld über die medizinischen, psychischen, sozialen und juristischen Aspekte der Spendersamenbehandlung

aufgeklärt werden. Das vorliegende Buch stellt ein ausgezeichnetes Informationswerk hierzu dar. Eine weitere Verbreitung und Anwendung ist ihm zu wünschen.

Essen, im Juli 2008

Prof. Dr. med. Th. Katzorke
Vorsitzender des Arbeitskreises für donogene Insemination e.V.

Einführung

Die Spendersamenbehandlung wird in Deutschland seit über 50 Jahren durchgeführt – und dennoch sprechen nur wenige offen darüber. Ungewollte Kinderlosigkeit selbst ist noch immer ein schwieriges Thema. Auch wenn es mittlerweile viele Ratgeber dazu gibt, man fast regelmäßig in Zeitschriften darüber lesen kann und auch in Talkshows darüber gesprochen wird, wird es von vielen als ein mit Scham behaftetes Thema empfunden. Über die Behandlung mit Spendersamen gibt es wenig Öffentlichkeit und vor allem sehr wenig Information. Viele Paare, die diesen Weg der Familienbildung erwägen, empfinden daher ein Tabu und sind verunsichert, ob daraus wirklich eine stabile und harmonische Familie entstehen kann.

Um das Tabu zu verstehen, ist es wichtig, die geschichtlichen Hintergründe zu beleuchten. In vielen Ländern, auch in Deutschland, wurde die Samenspende bereits Anfang des letzten Jahrhunderts durchgeführt, aber streng geheim gehalten. Einer Frau den Samen eines Mannes einzusetzen, mit dem sie nicht verheiratet war, wurde einer außerehelichen Affäre gleichgestellt und dies wurde nicht nur von der Kirche, sondern auch von vielen medizinischen Berufsorganisationen vehement abgelehnt. In Deutschland wurde noch bis in die 1950er Jahre sehr kontrovers diskutiert, ob man diese Behandlung überhaupt zulassen sollte. Mediziner befürchteten berufsrechtliche Sanktionen, wenn bekannt geworden wäre, dass sie die Spendersamenbehandlung durchführen. Daher gab es zwar einige Ärzte, die die Samenspende anboten, aber in der Öffentlichkeit sprachen sie nicht darüber. Erst nachdem der Deutsche Ärztetag die Spendersamenbehandlung zwar weiterhin kritisierte, aber nicht mehr explizit ablehnte, entspannte sich in den 1970er und 1980er Jahren die Lage etwas. Nach und nach nahmen immer mehr Ärzte die Samenspende in ihr Behandlungsspektrum auf. Es fehlten allerdings gesetzliche und berufsrechtliche Regelungen. Letztere wurden Mitte der 1990er Jahre eingeführt und erst im Jahr 2002 wurde im Bürgerlichen Gesetzbuch eine Änderung vorgenommen, die die Vaterschaft in den Fällen regelte, in denen verheiratete Ehepaare auf die

Samenspende zurückgriffen. Über viele Jahrzehnte wurde Eltern die Geheimhaltung empfohlen, da dies vor dem gesellschaftlichen Stigma schützen sollte. Darüber hinaus schützte die Geheimhaltung jedoch auch die Identität der Samenspender, denn der Mangel an gesetzlicher Regelung hätte dazu führen können, dass diese unterhaltspflichtig und erbberechtigt werden konnten. Das Tabu und die Angst vor gesellschaftlicher Ablehnung sind nach wie vor spürbar: Noch heute ist die Aufklärung der Kinder unter Ärzten nicht unumstritten und es gibt kaum Literatur zur dieser Familienbildung.

In einigen Ländern treten Eltern und vor allem Erwachsene, die mithilfe der Samenspende gezeugt wurden, dafür ein, dass die Anonymität der Spender aufgehoben wird. In England gibt es beispielsweise seit 1982 das *Donor Conception Network* und mittlerweile sind über 1000 Familien Mitglied. Dieses Netzwerk hat zusammen mit psychosozialen und medizinischen Fachkräften dazu beigetragen, dass die Anonymität der Spender im Jahr 2004 aufgehoben wurde und alle Kinder das Recht haben, erfahren zu können, von wem sie abstammen. Auch sieht das englische Recht einen expliziten Schutz der Samenspender vor: Wenn Männer ihren Samen im Rahmen einer medizinischen Behandlung spenden, sind sie von Unterhalts- und Erbansprüchen freigestellt. Die öffentliche Arbeit des Netzwerks und die gesetzlichen Regelungen haben dazu beigetragen, dass das Tabu um die Samenspende (in England auch die Eizellspende) abgebaut wurde und diese Familienbildung in der Öffentlichkeit immer mehr gutgeheißen wird. In Deutschland gibt es ähnliche Entwicklungen. Auch bei uns haben sich vor einigen Jahren Familien zusammengeschlossen, die sich regelmäßig austauschen und sich gegenseitig unterstützen. Auch hier wurden 2004 berufsrechtliche Regelungen verändert, sodass nunmehr die medizinischen Unterlagen nicht mehr nur 10, sondern mindestens 30 Jahre lang aufbewahrt werden sollen und die Kinder, bzw. Erwachsene damit eine realistische Möglichkeit erhalten, die Identität des Spenders zu erfahren. Es gibt mittlerweile einen Zusammenschluss von Erwachsenen, die mithilfe der Samenspende gezeugt wurden, und seit 2013 das DI-Netz, eine Organisation von Familien nach Samenspende, die über die Samenspende informiert und sich für gesetzliche Änderungen einsetzt.

In Deutschland werden aktuell zwischen 1000 und 1200 Kinder jährlich mithilfe der Samenspende gezeugt (Thorn & Daniels 2000). Rund 10 000 weitere Kinder verdankten beispielsweise im Jahr 2005 ihre Zeugung anderen reproduktionsmedizinischen Behandlungen (Jahrbuch 2005). Bezogen auf die Geburtenrate des gleichen Jahres, in dem knapp 686 000 Kinder geboren wurden (Bundesamt für Statistik), ist dies ein kleiner Anteil. Häufig werde ich gefragt, ob das Tabu und die Tatsache, dass nur wenige Paare auf die Samenspende zurückgreifen, nicht Hinweise darauf sind, dass dies eine problematische Art und Weise ist, ein Kind zu bekommen. Ich denke, dass dies stimmen *kann*. Die Bewältigung aller Lebensumstände, die ungewohnt sind und über die wenige Informationen und kaum Erfahrungswerte vorliegen, kann durchaus schwierig sein. In der Regel sind jedoch vor allem die Dinge schwierig, die man im Vorfeld nicht bedacht hat, mit denen man plötzlich konfrontiert wird oder die man, vielleicht aus Angst oder Unsicherheit heraus, ignorierte. Die Spendersamenbehandlung bedeutet, dass man eine *andere* Möglichkeit der Familienbildung in Erwägung zieht, eine Möglichkeit, die sich von anderen Familienzusammensetzungen unterscheidet. Sie muss jedoch nicht unbedingt problematischer sein, wenn man sich im Vorfeld damit auseinandersetzt. Gleichzeitig ist es wichtig zu wissen, dass niemand alle potenziellen Schwierigkeiten im Vorfeld lösen kann. Man kann jedoch als Mann und Frau, bzw. als zukünftiger Vater und zukünftige Mutter eine Familienatmosphäre schaffen, in der Schwierigkeiten nicht ignoriert, sondern angesprochen und konstruktiv angegangen werden. Dies ist eine gute Basis, um in allen schwierigen Situationen passende Lösungsmöglichkeiten zu entwickeln.

Als Sozialarbeiterin und Familientherapeutin berate ich seit vielen Jahren Paare und Einzelpersonen, die eine Samenspende beabsichtigen. Darüber hinaus führe ich seit Mitte der 1990er Jahre Informationsseminare durch, die ausführlich über diese Art der Familienbildung und über die Aufklärung von Kindern informieren. Der Ratgeber fasst die Erfahrungen zusammen, die ich in der Beratung und während der Seminare machen konnte und ergänzt sie mit wissenschaftlichen Erkenntnissen. Er ist in mehrere Kapitel gegliedert. Das erste Kapitel beschreibt die psychologischen und sozialen Auswirkungen männlicher Unfruchtbarkeit auf den Mann und das Paar. Danach wird auf die Entscheidungssituation für oder gegen eine Samenspende eingegangen und es werden Möglichkeiten der Unterstützung für diesen Entscheidungsprozess aufgezeigt. Die Themen, die im Rahmen der medizinischen Behandlung entstehen, werden im nächsten Kapitel er-

läutert. Viele fragen sich, wie sich Kinder und Erwachsene, die mithilfe
der Samenspende gezeugt wurden, entwickeln und wie sie über ihre Situation denken. Diesen Fragen ist das anschließende Kapitel gewidmet.
Die Frage der Aufklärung von Kindern ist für die Meisten ein sehr zentrales Thema. Hier stellt sich nicht nur die Frage, wann aus entwicklungspsy-
chologischer Sicht das beste Alter dafür ist, sondern auch, wie die Umwelt
auf das Kind reagiert, wenn es selbst offen über seine Zeugungsart spricht.
Dieser Themenkomplex wird im vorletzten Kapitel aufgegriffen. Da in den
letzten Jahren die Behandlung mit Eizellspende und auch die Leihmutterschaft in Deutschland immer häufiger diskutiert werden, wird im letzten
Teil auch auf diese Möglichkeiten der Familienbildung eingegangen. Alle
Kapitel in diesem Teil des Ratgebers enthalten Fragestellungen oder Anregungen, die Sie dazu motivieren sollen, über bestimmte Aspekte nachzudenken oder mit Ihrer Partnerin/Ihrem Partner zu diskutieren. Die ano-
nymisierten Zitate, die ich in diesem Teil des Ratgebers verwendet habe,
sind typische Aussagen, die Männern und Frauen im Rahmen der Beratung oder Seminare, bzw. wissenschaftlicher Untersuchungen mir gegenüber gemacht haben.

Das letzte Kapitel befasst sich ausführlich mit den rechtlichen Aspekten
der Samenspende. Dieser Teil wurde von Dr. Helga Müller geschrieben,
die viele Jahre lang während der Seminare als Referentin für die juristischen Fragen zur Verfügung stand. Den Abschluss bilden vier Erfahrungsberichte. Im ersten Bericht beschreiben Andrea und Markus ihren Weg der
Entscheidungsfindung und ihren Familienalltag mit zwei Kleinkindern.
Anschließend berichten Claudia und Marion über ihre Erfahrungen als lesbische Familie. Der dritte Bericht handelt von Michael und Christine, die
zwei Kinder im Schulalter haben. Die Haltung einer jungen Erwachsenen
ihrer Zeugung mit Spendersamen gegenüber und ihre Erfahrungen werden im letzten Bericht geschildert. Im Anhang finden Sie weiterführende
Informationen zum Thema Samenspende und nützliche Adressen sowie
eine Erklärung der Fachbegriffe und Abkürzungen.

Der Ratgeber ist mit besonderer Rücksicht auf die männliche Perspektive
geschrieben, denn bei der Behandlung mit Samenspende ist in der Regel der Mann der Diagnoseträger. Dies ist natürlich bei lesbischen Paaren und alleinstehenden Frauen nicht der Fall, denn diese Paare greifen
auf die Samenspende zurück, da es keinen männlichen Partner gibt. Auch

deren Situation wird im Ratgeber aufgegriffen und besonders erwähnt, wenn sie sich von derjenigen heterosexueller Paare unterscheidet. Der Begriff »Arzt« wird als Synonym für Ärzte, Ärztinnen und Einrichtungen, welche die Behandlungen durchführen, verwendet. Der Begriff »Spendersamenbehandlung« oder »Samenspende« wird auch mit dem Kürzel »DI« (für donogene Insemination) umschrieben. Dieser Begriff hat sich im medizinischen und psychosozialen Bereich durchgesetzt und die Begriffe »künstliche«, »artifizielle« oder »heterologe« Insemination, bzw. »Behandlung mit Spendersamen« abgelöst. Der Begriff »donogene Insemination« beschreibt, dass die Ehefrau mit Samen eines Dritten, eines Samenspenders, befruchtet wird. Nur im juristischen Sprachgebrauch wird nach wie vor der Terminus »heterologe Insemination« (im Vergleich zur »homologen Insemination«, bei der Samen des Ehemanns verwendet wird) verwendet.

Der Ratgeber ist vor allem für Wunscheltern geschrieben und soll einen Beitrag dazu leisten, sich für die Fragestellungen, die sich durch die Familienbildung mit Spendersamen ergeben, zu öffnen und sich mit ihnen auseinander zu setzen. Sie können dann umfassend informiert eine Entscheidung für oder gegen die Samenspende treffen und – bei einer Entscheidung dafür – gut vorbereitet und zuversichtlich diese Familienbildung angehen. Auch Fachkräfte informiert der Ratgeber über die psychosozialen und juristischen Fragestellungen, damit diese Beratungsgespräche mit Wunscheltern hilfreich und unterstützend gestalten können.

Einen solchen Ratgeber zu schreiben ist nicht möglich, ohne viele Gespräche und Diskussionen mit denjenigen geführt zu haben, die eine Spendersamenbehandlung in Erwägung gezogen oder sie durchgeführt und Kinder bekommen haben. Mein Dank gilt daher allen Paaren und Einzelpersonen, zu denen ich im Rahmen von Beratung, Informationsseminaren und wissenschaftlicher Forschung Kontakt hatte und habe. Sie haben mir wertvollen Einblick in ihre Gedankenwelt gegeben, haben mich teilnehmen lassen an ihrer Gefühlswelt, ihren Zweifeln, Hoffnungen und ihrem Familienglück und mir damit die Komplexität dieses Themas verdeutlicht. Ihre Fragen und die gemeinsamen Diskussionen haben mir geholfen, die vielfältigen Perspektiven und Sichtweisen der Spendersamenbehandlung zu verstehen. Mein Dank gilt auch allen Kolleginnen und Kollegen in Deutschland und im Ausland, mit denen ich anregende und manchmal auch kontroverse Diskussionen hatte; sie haben mir die historische und die internationale Entwicklung verständlich gemacht und mir auch die Möglichkeit eröffnet, weit über den deutschen »Tellerrand« hinaus zu schauen.

Mörfelden, im September 2014   Dr. Petra Thorn

Psychosoziale Themenstellungen

Petra Thorn

Männliche Unfruchtbarkeit

Rund 6–9 % aller Paare im fortpflanzungsfähigen Alter sind ungewollt kinderlos (Brähler et al. 2001). Inzwischen gilt es als gesichert, dass bei knapp der Hälfte der Fälle die Unfruchtbarkeit durch den männlichen Partner bedingt bzw. mitbedingt wird. Obgleich diese Zahlenrelation wahrscheinlich immer schon ähnlich war, wurde lange Zeit bestritten, dass auch Männer unfruchtbar sein könnten. In der Öffentlichkeit wurde in der Regel die Frau als diejenige angesehen, die Diagnoseträgerin und somit »schuld« an der Kinderlosigkeit war. Als anschauliches Beispiel für diese einseitige Sichtweise dient die Auswertung von Briefen an Marie Stopes, einer Pionierin in der Verbreitung von Verhütungsmitteln in England in den 1920er Jahren. In dieser Auswertung fiel auf, dass Ärzte den Grund für die Unfruchtbarkeit ausschließlich der Frau zuschrieben. Nur ihr erteilten die Ärzte schriftliche Ratschläge, wie sie ihre Empfängnischancen verbessern konnten. Die Ärzte gingen davon aus, dass der Mann grundsätzlich zeugungsfähig war (Mason 1993). Diese Verleugnung von männlichen Fertilitätsstörungen hielt sich bis in unsere Tage. Erst seit rund 20 Jahren werden in den meisten, jedoch immer noch nicht in allen Fällen von Anfang an beide, d. h. Mann und Frau, auf Fertilitätsstörungen hin untersucht, wenn eine Einschränkung der Fruchtbarkeit vermutet wird.

Ungewollte Kinderlosigkeit ist weiterhin, trotz vieler Berichte in den Medien, ein Tabuthema. Nur wenige Paare, die daran leiden, reden offen und selbstbewusst mit Freunden oder Verwandten darüber. Viele befürchten, bemitleidet zu werden, auf Unverständnis zu stoßen oder sogar mit verletzenden Anspielungen konfrontiert zu werden. Noch seltener wird über die Ursachen der Störungen gesprochen. Frauen fällt es in der Regel leichter, sich darüber auszutauschen. Für Männer sind Gespräche über Fruchtbarkeitsstörungen dagegen ungewohnt, manchmal auch mit Angst besetzt, was häufig dazu führt, dass es verschwiegen wird.

Michael: »*Meine Frau hat, gleich nachdem der Arzt uns gesagt hat, dass es auf natürlichem Weg nicht klappt, mit einer Freundin darüber gesprochen. Ich habe bis heute mit keinem darüber geredet. Als Mann sind solche Gespräche auch schwierig. Wann soll ich denn darüber reden? Beim Sport passt es nicht, abends in der Kneipe sitzen zu viele herum, die mithören könnten, und ansonsten treffe ich meine Freunde nicht. Aber mir macht es auch gar nicht so viel aus, nicht darüber zu reden. Ich kann das gut mit mir ausmachen.*«

Wenn über männliche Unfruchtbarkeit gesprochen wird, so geschieht dies manchmal im Zusammenhang mit Impotenz. Die Begriffe »Virilität« (Männlichkeit, Manneskraft), »Sterilität« (Unfruchtbarkeit, Zeugungsunfähigkeit) und »Potenz« (Fähigkeit zum Beischlaf), bzw. Impotenz (Unfähigkeit zum Beischlaf) werden häufig miteinander verwechselt und fälschlicherweise in einem Atemzug genannt. Männer mit Fruchtbarkeitsstörungen fühlen sich in solchen Situationen gleichgestellt mit Männern, die nicht zum Geschlechtsverkehr fähig sind, obwohl dies in der Regel nicht miteinander verknüpft ist. Diese Vermischung von Begriffen macht es Männern noch schwerer, über ihre Zeugungsunfähigkeit zu sprechen. Manchmal werden vorsichtige Versuche, darüber zu reden, durch unverständliche und verletzende Bemerkungen zunichte gemacht, bei denen mehr oder wenig unterschwellig eine Andeutung auf sexuelle Impotenz mitschwingt.

Dieses Kapitel beschreibt die emotionalen Aspekte bei der medizinischen Untersuchung, typische Reaktionen von Männern auf die Diagnose und die Bedeutung von männlicher Unfruchtbarkeit für die Partnerschaft. Männliche Unfruchtbarkeit ist zwar der häufigste Grund dafür, dass sich Paare für eine Samenspende entscheiden. Es soll jedoch nicht vergessen werden, dass es noch andere Gründe gibt. Männer ohne Fruchtbarkeitsstörungen, bei denen jedoch eine genetische Erkrankung festgestellt wurde, können sich für eine Samenspende entscheiden, um zu verhindern, dass die Krankheit auf das Kind übertragen wird. Darüber hinaus verwenden auch lesbische und alleinstehende Frauen die Samenspende, um ein Kind zu zeugen. Dies sind andere Voraussetzungen, für die dieses Kapitel nur bedingt relevant ist.

Urologische und andrologische Untersuchungen

Wenn sich ein Paar ein Kind wünscht, aber auch nach vielen Monaten keine Schwangerschaft eintritt, ist es in der Regel die Frau, die dies zuerst mit ihrem Gynäkologen bespricht. Ihr werden dann diagnostische Verfahren wie das Führen einer Temperaturkurve angeraten. Für die meisten Frauen ist dies kein großer Schritt, denn sie sind an gynäkologische Untersuchungen gewöhnt. Wenn der Arzt auch dem Mann eine Untersuchung seiner Fruchtbarkeit empfiehlt, reagieren viele oder sogar die meisten zunächst skeptisch und reserviert. Darüber hinaus sind vielen Männern urologische oder andrologische Untersuchungen fremd. Von daher ist es durchaus verständlich, wenn Männer zunächst mit einer gewissen Reserviertheit reagieren, wenn sie ihre Fruchtbarkeit untersuchen lassen sollen. Sie können, im Gegensatz zu Frauen, noch weniger einschätzen, was auf sie zukommt. Manche Männer reagieren mit Erstaunen und Fassungs-losigkeit, wenn der Arzt bei ihnen eine verminderte Zeugungsfähigkeit feststellt.

Timo: »Meine Frau machte die ersten Schritte. Sie ließ sich von ihrem Frauenarzt, bei dem sie schon seit Jahren regelmäßige Vorsorgeuntersuchungen durchführen lässt und den sie daher gut kennt, untersuchen. Der jedoch konnte nichts Außergewöhnliches feststellen. Er empfahl ihr deshalb, dass auch ich mich untersuchen lassen solle. Dass mit mir etwas nicht stimmen könnte, war für mich ganz neu und machte mich sehr unsicher. Ich, und ich glaube, auch meine Frau, waren bis zu diesem Zeitpunkt immer davon ausgegangen, dass der Grund bei meiner Frau lag. Es dauerte ein paar Monate, bis ich bereit war, mich bei einem Urologen untersuchen zu lassen.«

Männer berichten im Vergleich zu Frauen eher selten über die Untersuchungen. Bei Nachfragen stellt sich jedoch heraus, dass manche die Art der Untersuchung oder die Umstände der Diagnosemitteilung als entwürdigend und demütigend empfinden. Manchmal sind die Räume zur Spermagewinnung ungeeignet oder das Behältnis zum Auffangen des Spermas wird als »anwenderunfreundlich« beschrieben. Auch wird die Atmosphäre beim Arzt bisweilen als verschämt und angespannt empfunden und es kann vorkommen, dass keine genauen Verhaltensanweisungen gegeben werden.

Martin: »*Ich konnte die Spermaprobe zuhause gewinnen, was mir zunächst eine große Entlastung zu sein schien. Als ich am nächsten Tag den Arzt wegen des Ergebnisses anrief, war ich schockiert. Mir wurde mitgeteilt, dass kaum bewegliche Spermien gefunden wurden und mir wurde angeraten, das Spermiogramm bald wiederholen zu lassen. In einem persönlichen Gespräch mit dem Arzt stellte sich heraus, dass ich meine Spermaprobe bis zum Abgeben beim Arzt auf Körpertemperatur hätte halten müssen. Dies war mir aber nicht gesagt worden. Und ich hatte einen ziemlich langen Weg bis zum Arzt. Dies erklärte wohl, weshalb mein Spermiogramm an diesem Tag so schlecht ausgefallen war. Ich war enttäuscht und auch wütend über den Arzt, dass er mir dies nicht mitgeteilt hatte.*«

Auch passiert es noch immer, dass das medizinische Personal wenig sensibel mit den Patienten umgeht.

Rudi: »*Ich gab meine Spermaprobe ab, und ich war froh, dass ich es unter dem Druck geschafft hatte. Nach einer halben Stunde öffnete ein Arzt die Tür zum Flur, auf dem ich und ungefähr 20 Frauen und andere Männer warteten, und rief mir zu:* ›*Herr M., Ihr Spermiogramm müssen wir noch mal wiederholen.*‹ *Ich versank vor Scham in meinem Stuhl und hatte das Gefühl, dass mich alle auf dem Flur anstarrten. Ich hatte auf diesen Arzt eine so große Wut und fühlte mich von ihm so bloßgestellt, dass ich nicht mehr hinging.*«

Das Abgeben einer Spermaprobe ist für die meisten Männer mit Anspannung und Stress verbunden ist. Nicht selten denken Männer schon Tage vor dem Termin ständig daran und richten ihr Sexualleben danach, um das Ergebnis des Spermiogramms nicht zu verfälschen. Für die meisten ist es zudem nicht einfach, auf Kommando einen Samenerguss herbeizuführen. Sie haben Versagensangst und befürchten, dass sich diese körperliche und seelische Anspannung negativ auf das Ergebnis auswirken könnte und die Spermaprobe deshalb schlechter ausfällt.

Sie können als Mann etwas dazu beitragen, dass die Untersuchung Ihrer Fruchtbarkeit emotional weniger belastend ist. Vereinbaren Sie mit dem Urologen, der die Untersuchung machen soll, zunächst einen Gesprächstermin. Erkundigen Sie sich nach dem genauen Ablauf:

- Ist es erforderlich, dass Sie eine bestimmte Anzahl von Tagen vor der Untersuchung keinen Samenerguss haben?
- Wenn Sie eine Samenprobe zuhause gewinnen können, wie schnell und unter welchen Bedingungen sollte sie beim Arzt abgegeben werden?

- Wenn Sie die Samenprobe beim Arzt abgeben, schauen Sie sich den Raum vorab an und klären Sie, ob Sie auf Wunsch von Ihrer Partnerin begleitet werden können.
- Wie lange dauert es, bis Sie das Ergebnis erhalten?
- Achten Sie darauf, dass Ihnen das Ergebnis nicht telefonisch mitgeteilt wird. Vereinbaren Sie einen Gesprächstermin, damit Sie ggf. Fragen nach der genauen Bedeutung des Ergebnisses stellen können.
- Gehen Sie davon aus, dass der Arzt Ihnen nicht unbedingt einen Grund für das Ergebnis der Untersuchung nennen kann. In rund einem Drittel der Fälle wissen Ärzte nicht, worauf die Unfruchtbarkeit zurückgeführt werden kann; sie können nur mitteilen, dass eine Einschränkung der Fruchtbarkeit vorliegt.
- Fragen Sie, wie Erfolg versprechend bestimmte Behandlungen wie Inseminationen, IVF[1] oder ICSI mit dem eigenen Samen in Ihrem individuellen Fall sind.

Emotionale Reaktionen von Männern

Für die meisten Männer und Frauen geht die Diagnose der Unfruchtbarkeit einher mit heftigen Gefühlsregungen. Viele beschreiben den unerfüllten Kinderwunsch als die schlimmste Erfahrung ihres bisherigen Lebens und als eine elementare Lebenskrise. Fast jeder, der sich damit auseinandersetzen muss, dass er sich Kinder wünscht, aber sie nicht oder vielleicht nur mit medizinischer Unterstützung zeugen kann, empfindet Gefühle von Ohnmacht, Hilflosigkeit, Selbstzweifel und Scham. Die emotionalen Reaktionen von Männern unterscheiden sich wenig von denen der Frauen, allerdings zeigen die meisten Männer ihre Gefühle weniger deutlich nach außen. Dadurch kann der Eindruck entstehen, dass sie die Diagnose weniger belastet. In vielen Gesprächen wiesen mich Männer jedoch darauf hin, dass dies häufig nur der äußere Eindruck ist. Auch sie leiden, machen jedoch ihr Leid eher mit sich selbst ab und denken eher an Lösungsmöglichkeiten.

---

1 Alle Abkürzungen sind im Anhang im Glossar erläutert.

Thomas: »Ich war nach der Diagnose sehr niedergeschlagen. Eigentlich konnte ich es kaum fassen und ich wollte unbedingt noch eine zweite medizinische Meinung hören. Aber als mir dann nach und nach klar wurde, dass diese Diagnose wirklich stimmte, überlegte ich, was wir tun könnten. Ich wollte eine Lösung für das Problem finden.«

Manuela: »Dass ich nichts tun konnte, um ein Kind zu bekommen, das war das Schlimmste für mich. Für meinen Mann war es genau so, aber er sagte nicht so viel. Er war auch sehr traurig, aber er war anders traurig. Ich zeigte es viel deutlicher. Er dachte darüber nach, aber man merkte davon nicht so viel.«

Zu Beginn der Auseinandersetzung mit der ungewollten Kinderlosigkeit, vor allem nachdem die medizinische Diagnose gestellt wurde, kann ein Gefühl des Schocks einsetzen. Auch ist es nicht ungewöhnlich, dass Sie als Mann zunächst versuchen, die Diagnose von sich zu weisen und hoffen, der Arzt habe eine falsche Diagnose gestellt.

Lars: »Als mir der Arzt offenbarte, dass ich kaum Samen im Ejakulat hatte, war meine erste Reaktion: ›Warum ich?‹ Ich war schockiert und niedergeschmettert, weil ich so etwas nie erwartet hätte. Insgeheim hatte ich gehofft, dass der Arzt einen Fehler gemacht oder das Spermiogramm vertauscht hatte. Aber leider stellte der Arzt auch bei der nächsten Untersuchung genau das Gleiche fest.«

Auch zweifeln manche Männer an ihrer Männlichkeit, da für sie die Fähigkeit, ein Kind zu zeugen, eng mit ihrem Bild als Mann und mit ihrem männlichen Selbstwertgefühl zusammenhängt. Dies bezieht sich weniger auf ihre sexuelle Potenz, als auf das allgemeine Gefühl ein »richtiger« Mann zu sein.

Lars: »Ich musste mir immer wieder sagen, dass ich kein Versager bin, ich wollte mich nicht als Versager sehen, aber dieses Bild kam immer wieder in mir hoch.«

Manche Männer empfinden Wut, z. B. auf den Arzt, der keine eindeutige Ursache für die Unfruchtbarkeit diagnostizieren konnte oder nicht zu helfen vermag. Oft hat diese Wut jedoch keinen konkreten Auslöser, sondern symbolisiert schlichtweg die Ohnmacht und Hilflosigkeit, die man empfindet.

Martin: »Ich war auf einmal auf alles und jeden wütend, und ich konnte gar nicht sagen, was genau diese Wut ausgelöst hatte. Ich glaube, dass ich etwas machen wollte, und ich wusste genau, dass es gar nichts gab, was ich unternehmen konnte, um unsere Situation zu verbessern.«

Nacht- und Tagträume haben viele Menschen, nicht nur in Krisenzeiten. In Träumen verarbeiten wir Ängste und Sorgen und leben Phantasien aus, die nicht immer einen direkten Bezug zur Realität haben. Nach der Diagnose von Unfruchtbarkeit können Träume bedrohlich wirken, vor allem, wenn sie Tabus durchbrechen.

Jens: »In meinen Träumen erinnerte ich mich an ehemalige Freunde und dachte daran, wie meine Frau mit ihnen schlief, um schwanger zu werden. Einerseits schien dies eine so einfache Lösung, andererseits machte es mir viel Angst. Ich fragte mich: ›Wenn meine Frau nach einer Behandlung mit ICSI schwanger werden würde, müsste ich davor Angst haben, dass sie vielleicht während der Behandlung fremdgegangen ist und das Kind doch nicht mein eigenes ist?‹«

Auch ist es nichts ungewöhnliches, wenn Männer von sexuellen Affären außerhalb der Beziehung träumen. Die Hoffnung, trotz der Unfruchtbarkeit ein potenter Sexualpartner zu sein und trotz dieses Makels seinen Körper kontrollieren zu können, spielt dabei eine wichtige Rolle. Ein Berater erklärte dies folgendermaßen:

»Männliche Fruchtbarkeit ist ein Symbol sexueller Potenz. Wenn sie beeinträchtigt ist, bedroht sie die Identität des Mannes und er empfindet sich als machtlos. Er versucht, diesen Verlust eines Potenzials zu bewältigen und fühlt seine Fähigkeit, die Welt zu kontrollieren, bedroht. ... Männer sind daran gewöhnt, umher zu rennen und zu versuchen, Probleme zu lösen. Bei Unfruchtbarkeit suchen sie medizinische Behandlung auf und informieren sich, aber oft ist es ein zielloses Hin- und Herlaufen. Es gibt nicht viel, was sie machen können, die Ärzte machen alles. Die Frau ist damit beschäftigt, schwanger zu werden und der Mann fühlt sich verwirrt, weil es für ihn keine Aufgabe gibt« (Mason 1993, S. 151–152).

Phantasien und Träume dieser Art sind also durchaus normal, auch wenn sie die seelische Verfassung beeinflussen können. Wichtig zu wissen ist, dass die Botschaften in Träumen eher symbolischen Charakter haben. Träume spiegeln daher nicht unbedingt ein bewusstes oder unbewusstes

Verlangen wieder, sondern sind ein Zeichen des Unbewussten, dass es sich mit einer schwierigen Situation auseinandersetzt.

Ungewollte Kinderlosigkeit kann dazu führen, dass man sich von Freunden und Bekannten zurückzieht. Vor allem für Frauen kann es phasenweise schwierig sein, immer wieder mit Freundinnen konfrontiert zu werden, die schwanger sind oder Kinder bekommen haben. Auch Familienfeiern mit kleinen Kindern können emotional belastend sein, denn häufig sind die Kinder der Mittelpunkt dieser Festlichkeiten. Es ist aber auch für Männer schmerzhaft zu erleben, dass andere ohne Schwierigkeiten schwanger werden können und stolze Eltern sind, wenn man selbst immense Anstrengungen unternehmen muss, um ein Kind zu zeugen. Oft empfindet man sich schlichtweg der Welt, in der scheinbar jeder problemlos ein Kind zeugen kann, und in der sich alle Gespräche um Geburt und Kindererziehung zu drehen scheinen, nicht mehr zugehörig.

Martin:»Zeitweise wollte ich nicht mehr an Weihnachts- und Osterfesten unserer Familien teilnehmen. Ich wusste genau, dass mein Bruder mit Familie kam, und er hatte zwei kleine Kinder. Alles drehte sich um diese Kinder. Zwar hatte ich ein schlechtes Gewissen, weil ich natürlich die Kinder nicht ablehnen wollte, aber es ging einfach nicht. Der Schmerz, mit kleinen Kindern konfrontiert zu sein und genau zu wissen, dass wir vielleicht keine Kinder bekommen können, war einfach zu groß. Ich konnte es einfach nicht mehr ertragen, mit dem Glück der Anderen konfrontiert zu sein.«

Wenn der Kinderwunsch trotz medizinischer Anstrengungen nicht erfüllt wird, setzt bei fast allen Paaren über kurz oder lang eine Trauer ein. Diese Trauer unterscheidet sich allerdings von einer Trauer um einen Nahestehenden, da bei dem Kinderwunsch nicht um eine konkrete Person getrauert wird, sondern um einen nicht in Erfüllung gegangenen Lebensinhalt, um ein Potenzial oder eine Möglichkeit. Viele finden es schwierig, diese abstrakte Trauer zu zeigen, für die es zudem kaum gesellschaftlich anerkannte Rituale gibt. In ihrem Ratgeber »Abschied vom Kinderwunsch« betont Iris Enchelmaier (2004, S. 32):

»Trauer hat in unserer Konsumgesellschaft keinen Platz. Was zählt sind Fitness, Vitalität, Jugend und schnelle Kicks. Wer nicht mithalten kann, läuft Gefahr,

Außenseiter zu werden. Doch zum Leben gehören auch Zeiten der Trauer und des Abschiednehmens, und es ist wichtig, diese als Teile des menschlichen Daseins zu akzeptieren. Verurteilen Sie sich also nicht, wenn Sie der Abschied von Ihrem Wunschkind in eine Krise stürzt. Es ist vollkommen normal, sich nicht mit voller Energie dem neuen Lebensabschnitt zuzuwenden. ... Verleugnen Sie Ihre Gefühle nicht, erlauben Sie sich, über all das zu trauern, auch wenn andere dafür wenig Verständnis zeigen. Es ist angemessen.«

Wenn Sie Behandlungsversuche mit dem eigenen Samen versucht haben, diese jedoch erfolglos blieben und Ärzte nicht dazu geraten haben, es weiter zu versuchen, kann es wichtig sein, diese Zeit wertzuschätzen, Ihre Bemühungen anzuerkennen und eine Neuorientierung anzugehen. Dies kann dauern, und es ist nicht ungewöhnlich, wenn Sie mehrere Wochen oder sogar viele Monate benötigen, um sich von ihrem ursprünglichen Kinderwunsch zu lösen, nämlich ein Kind zu zeugen, das von beiden Elternteilen biologisch abstammt. Die Entscheidung, die Behandlung mit dem eigenen Samen nicht mehr weiterzuführen und eine Behandlung mit Spendersamen zu beginnen, ist zwar medizinisch ein kleiner Schritt. Aus psychologischer Sicht ist der Schritt jedoch sehr groß, denn Sie entscheiden sich für eine Familienzusammensetzung, die sich deutlich von Ihrem ursprünglichen Wunsch unterscheidet. Dies zu betrauern, Ihren Gefühlen Ausdruck zu geben, Tränen zuzulassen und das Leben in dieser Phase etwas langsamer anzugehen, sind natürliche und gesunde Reaktionen.

Diese typischen emotionalen Reaktionen werden nicht immer in einer bestimmten Reihenfolge durchlebt, auch kann es durchaus passieren, dass sich Gefühle wiederholen, wenn man z. B. aufgrund einer neuen medizinischen Behandlungsmöglichkeit nochmals Hoffnung schöpft, obgleich man sicher war, die Samenspende als gute Alternative akzeptiert zu haben. Wie bei jeder Lebenskrise können darüber hinaus frühere Schwierigkeiten, vor allem wenn sie nicht bewältigt wurden, wieder an Bedeutung gewinnen und zusätzlich emotionale Energie binden.

Nachstehend Anregungen für den Umgang mit sich selbst in dieser Phase:

- Nehmen Sie Ihre Gefühle ernst. Der unerfüllte Kinderwunsch kann in der Tat eine Lebenskrise vergleichbar mit schwerwiegenden Schicksalsschlägen bedeuten.
- Lassen Sie sich Zeit, diese starken Gefühle und die Trauer zu verarbeiten. Solange Sie noch in einer Schocksituation sind und die Diagnose

vielleicht noch nicht wahrhaben möchten, sollten Sie keinerlei Entscheidungen treffen, die von langfristiger oder dauerhafter Natur sind.

• Bedenken Sie, dass männliche Unfruchtbarkeit in der Regel nicht
gleichzustellen ist mit männlicher Impotenz. Die Unfruchtbarkeit ist
nur ein Teil Ihres Körpers und Ihrer Persönlichkeit. Es gibt wesentlich
mehr Teile, die Sie zur Person und zum Mann machen.

• Es ist natürlich, dass Ihnen Situationen, in denen Sie mit Schwangeren
oder Kleinkindern konfrontiert sind, Schmerz bereiten und dass Sie diesen zeitweise ausweichen. Achten Sie darauf, dass Sie sich trotzdem nicht
zu stark isolieren. Ein »soziales Sicherheitsnetz« von guten Freunden ist
wichtig, damit man sich aussprechen kann und aufgefangen wird.

Die Bedeutung der männlichen Unfruchtbarkeit für die Partnerschaft

Der unerfüllte Kinderwunsch geht nicht nur für jeden einzelnen mit
Schwierigkeiten einher, sondern wirkt sich auch auf die Beziehung eines
Paares aus. Einen zentralen gemeinsamen Lebensinhalt, ein gemeinsames
Kind, kann das Paar nicht oder nur mit medizinischer Hilfe umsetzen. Es
ist nicht ungewöhnlich, wenn der unerfüllte Kinderwunsch die Paarbezie-
hung spürbar beeinflusst. Als Paar werden Sie erleben, dass Ihr alltägliches
Miteinander durch die Art und Weise, wie Sie mit dem Kinderwunsch um-
gehen, beeinflusst wird und Sie vielleicht in manchen Bereichen eine neue
Beziehungsbalance finden müssen.

Viele Männer empfinden aufgrund der Diagnose Schuldgefühle ihrer Partnerin gegenüber. Dies ist verständlich, denn die Unfruchtbarkeit des Mannes ist dafür verantwortlich, dass auch dessen Partnerin nicht schwanger
wird. Darüber hinaus wird die medizinische Behandlung in der Regel am
Körper der Frau durchgeführt und nur bei wenigen Diagnosen ist es Erfolg
versprechend, mithilfe eines operativen Eingriffs beim Mann in den Hoden oder Nebenhoden nach Samen zu suchen. Für Männer kann es schwer
zu ertragen sein, dass sich ihre Partnerin ihnen zuliebe der medizinischen
Behandlung unterziehen.

*Christian: »Meine Frau unterzog sich einer IVF, damit sie mit meinen Sper-
mien schwanger werden konnte. Ich gab ihr die Spritzen für die Behandlung,*

aber hasste es, denn ich wusste, dass sie schmerzhaft waren und dass ich je-
mandem wehtat, den ich liebte. Ich war die ganze Zeit angespannt und frust-
riert, aber ich konnte nicht mit meiner Frau über meine Ängste sprechen. Sie
hatte genug zu bewältigen. Ich fühlte mich so schlecht, weil meine Frau das
ganze unwürdige Verfahren durchmachen musste, obwohl es an mir lag. In-
zwischen tendiere ich dazu zu denken, dass das mein Schicksal ist und es ist
nicht ideal, aber wir müssen uns durch unsere Möglichkeiten durcharbeiten.
Ich glaube, ich habe akzeptiert, dass es nicht allzu viel gibt, was ich mit mei-
nem Spermienproblem machen kann, außer dass ich weite Hosen anziehe und
mich kalt bade. Das Beste, was ich jetzt tun kann, ist dafür zu sorgen, dass
die Belastungen, die meine Frau durchmachen muss, möglichst klein gehalten
werden.«

Wenn es darum geht, eine Behandlung zu beginnen oder Grenzen für die
medizinische Behandlung zu ziehen, sind manche Männer geneigt, die
Entscheidung für oder gegen eine (weitere) Behandlung ihrer Partnerin zu
überlassen. Sie sind diejenigen, die im Allgemeinen die körperlichen Stra-
pazen erdulden und die häufigen Arztbesuche auf sich nehmen müssen
und manche Männer haben daher ein schlechtes Gewissen und Schuldgefühle. Dies wird jedoch von den Partnerinnen nicht immer als Entscheidungsfreiheit, sondern auch als Entscheidungszwang und Verantwortung
empfunden.

Tomi:» Wir haben einen Behandlungsversuch unternommen, der fehlschlug. Für
meine Frau war die Behandlung sehr strapaziös. Sie hat eine ganze Weile ge-
braucht, um sich davon wieder zu erholen. Und dann sagt sie, dass sie keine wei-
teren Versuche unternehmen möchte. Das ginge zu sehr an ihre Substanz, sie
wolle das nicht noch einmal durchmachen. Aber ich sage mir: ›Einmal ist kein-
mal‹. Die Wahrscheinlichkeit, nach dem ersten Versuch schwanger zu werden,
ist relativ gering. Ich würde mir sehr wünschen, dass meine Frau weitere Versu-
che macht, ich will die Hoffnung jetzt noch nicht aufgeben. Aber mir ist auch
klar, dass ich letztlich nicht entscheiden kann und will, weil es an ihrem Körper
durchgeführt wird und ich eigentlich nur Zuschauer bin.«

Silke:» Ich fühle mich durch seine Haltung unter Druck gesetzt und alleine
gelassen. Ich fühle mich verantwortlich für eine Entscheidung, die unser gan-
zes Leben bestimmen wird und möchte eine solche Entscheidung nicht alleine
treffen.«

Eine Entscheidung von solcher Tragweite sollte von Ihnen gemeinsam als Paar getroffen werden. Selbstverständlich sollten alle Bedenken und Befürchtungen in die Entscheidungsfindung hineinfließen, es ist jedoch für die weitere Stabilität Ihrer Beziehung (und die Ihrer zukünftigen Familie) wichtig, dass Sie eine Übereinstimmung finden, der sich beide Partner mit gutem Gefühl anschließen können.

In vielen Fällen haben Männer, eingestanden oder uneingestanden, aufgrund ihrer Diagnose Angst um die Stabilität ihrer Partnerschaft. Sie befürchten, dass sich die Partnerin, die vielleicht ohne Schwierigkeiten von einem anderen Mann schwanger werden könnte, aus der Beziehung lösen könnte. Manchmal stellen Männer ihre Partnerschaft in Frage und denken darüber nach, ob ihre Partnerin sie überhaupt geheiratet hätte, wenn die Diagnose vor der Eheschließung bekannt gewesen wäre. Nicht immer trauen sie sich, solche Fragen und Befürchtungen offen gegenüber der Partnerin zu formulieren.

Michael: »Ich überlege schon lange, ob ich mich trauen soll, meine Frau zu fragen, ob sie mich denn auch geheiratet hätte, wenn vor unserer Ehe bekannt gewesen wäre, dass ich keine Kinder zeugen kann. In Gedanken habe ich ihr auch immer wieder die Scheidung angeboten, damit sie mit einem anderen Mann Kinder haben und glücklich werden kann. Aber ich habe mich noch nicht getraut, sie auch wirklich zu fragen. Was würde mit uns als Paar passieren, wenn die Frage nach einer Scheidung offen im Raum stehen würde? Würde sie zu mir halten? Oder würde sie mein Angebot annehmen? Lange Zeit hatte ich keinen Mut, diese Fragen zu stellen. Aber ich spürte, dass ich irgendwann einmal mit ihr offen darüber sprechen musste, um mich von diesem Druck zu befreien und zu wissen, wo ich dran bin.«

In fast allen Fällen ist diese Angst unbegründet, denn die Partnerinnen erwägen keine Trennung. Dennoch kann es hilfreich sein, darüber offen zu sprechen, damit man nicht mit dieser offenen Frage leben muss.

Michael: »Es war für mich eine enorme Entlastung, als mir meine Frau dann sagte, dass sie natürlich zu mir stehen und keinesfalls an eine Trennung denken würde. Erst dann spürte ich, wie sehr mich diese Frage gequält hatte und wie gut es mir tat, mir meiner Ehe wieder sicher zu sein.«

Auch wenn die meisten Menschen auf ihre individuelle Art und Weise mit Krisen umgehen, gibt es typisches und geschlechtsspezifisches Verhalten. Üblicherweise neigen Frauen eher dazu, ihre Gefühle nach außen zu zeigen und sich darüber mitzuteilen. Männer hingegen haben die Tendenz, Konflikte mit sich selbst abzumachen und pragmatische Lösungen zu suchen. Dadurch, dass Frauen Gefühle eher zeigen, kann der Eindruck entstehen, dass sie stärker unter dem Kinderwunsch leiden. Doch die nach außen gezeigten Nöte können nicht immer als Messlatte für die Heftigkeit emotionaler Reaktionen oder der Stärke des Kinderwunsches genommen werden, denn Männer leiden durchaus, auch wenn sie dies nicht offen zeigen. Für manche Paare ist das unterschiedliche Verhalten und vor allem das ungleiche Redebedürfnis problematisch, vor allem, wenn daraus festgefahrene Verhaltensmuster werden: Die Frau möchte mit ihrem Partner sprechen, er entzieht sich dem Gespräch, weil sein Bedürfnis wesentlich geringer ist. Je intensiver die Partnerin das Gespräch sucht, desto deutlicher ist sein Rückzug. Letztendlich kann bei der Frau das Gefühl entstehen, mit ihren Sorgen nicht wahrgenommen zu werden, der Mann seinerseits befürchtet, dass der Kinderwunsch zu einem alles beherrschenden Thema geworden ist. Dies kann zu gegenseitiger Kritik und Entwertung führen oder sogar dazu, dass man sich voneinander zurückzieht.

Knuth: »Ich kam bei der Diskussion um unseren Kinderwunsch überhaupt nicht mehr zu Wort. Alles war schon von meiner Frau gesagt, ich hinkte sozusagen richtig hinterher. Und dann bekam ich vorgeworfen, nicht mit ihr darüber zu sprechen, mich zu verweigern. Ich wusste aber gar nicht mehr, was wir noch besprechen sollten. Ich hätte mir gewünscht, dass ich ab und zu selbst solche Gespräche hätte beginnen können, doch meine Frau war immer schneller.«

Simone: »Mein Mann wollte immer nur darüber sprechen, wie es denn weiter geht. Er hörte mir nicht mehr zu und nahm meine Gefühle gar nicht ernst. Ich fühle mich irgendwann ziemlich alleine gelassen. Weil das Thema für uns so schwierig war, ließen wir uns beraten. Da bekamen wir den Vorschlag, dass wir eine Zeit festlegen sollten, die für Gespräche um den Kinderwunsch reserviert war. Dies funktionierte recht gut. Ich war sicher, dass mir mein Mann dann auch zuhörte und er war sicher, dass nicht alle Gespräche immer um den Kinderwunsch gingen, sondern dass wir darüber nur zu ganz bestimmten Zeiten sprachen.«

Auch kann es Missverständnisse darüber geben, wie man sich als Paar gegenseitig unterstützt. In Beratungsgesprächen wird manchmal deutlich, dass beide Partner davon ausgehen, den anderen zu unterstützen. Bei Nachfragen stellt sich jedoch heraus, dass die vermutete Hilfe manchmal keine gute Unterstützung war.

Christian: »Ich dachte, es würde meiner Frau gut tun, wenn ich sie immer wieder aufbaue, wenn ich sozusagen der Stärkere bin und sie auffange. Aber in den Gesprächen sagte sie, dass es ihr viel besser täte, wenn auch ich ihr gegenüber meine Gefühle und auch meine Trauer zeigen würde. Dann würde sie sich nicht so alleine mit ihrer Trauer fühlen.«

Die englische Journalistin Mary-Clare Mason (1993, S. 183), die viele Männer mit Fruchtbarkeitsstörungen befragt hat, beschreibt dies ebenfalls.

»Es scheint eine Unstimmigkeit zu geben, was die Auffassung von Hilfe betrifft. Die Männer glaubten, sie unterstützten ihre Partnerinnen, aber diese fühlten sich nicht unterstützt, dachten jedoch, dass sie ihre Partner unterstützten. Ironischerweise sagten die Männer, dass sie nicht über ihre Gefühle sprachen, weil sie ihre Partnerinnen nicht belasten wollten. Aber genau das war es, was die Partnerinnen wahrscheinlich wollten, nämlich zu wissen, was der Mann empfand und nicht das Schweigen zu akzeptieren«.

Darüber hinaus kann es vorkommen, dass man sich vor allem auf das Bedürfnis des anderen einstellt und sich mit eigenen Nöten zurückhält. In manchen Situationen tendieren Frauen dazu, ihren Partner vor der Endgültigkeit der Diagnose und der Aussichtslosigkeit der Behandlung zu schützen, indem sie zu vielen Behandlungsversuchen bereit sind. Der Mann hingegen möchte seiner Partnerin die Behandlungen ersparen, weil sie sie ihm zuliebe, wegen seiner mangelnden Fruchtbarkeit, unternimmt. Das führt dazu, dass zwar jeder an den anderen denkt und versucht, sich in seine/ihre Lage hinein zu versetzen, aber die eigenen Bedürfnisse vernachlässigt.

Simon: »In den Jahren, während denen wir uns medizinischer Behandlung unterzogen, dachte ich, dass ich meine Frau von der Behandlung abhalten müsste. Das war ein ständiger Konflikt zwischen uns: Sie wollte partout noch einen Behandlungszyklus, und noch einen, und ich wollte eigentlich aufhören, weil ich sah, wie sehr dies an die Substanz meiner Frau und auch unserer Be-

ziehung ging. Als wir Jahre später darüber sprachen, merkten wir, dass jeder von uns nur an den anderen, aber nicht an sich selbst gedacht hatte. Meine Frau wollte mir den Misserfolg ersparen, und ich wollte ihr die anstrengenden Behandlungen ersparen. Aber wir sprachen nie darüber, was jeder von uns eigentlich wollte.«

Wichtig ist daher, dass Sie sich mitteilen und sich gegenseitig verdeutlichen, was sie selbst möchten und bereit sind, auf sich zu nehmen und was genau Sie sich von Ihrer Partnerin/Ihrem Partner wünschen.

Trotz dieser Belastungen gehen viele Paare gestärkt aus der Krise der Unfruchtbarkeit hervor. Im Nachhinein befragt erklären sie, dass ihnen folgende Einstellungen und Handlungsweisen geholfen haben:

- Sie haben sich über Behandlungsmethoden informiert, haben mit Ärzten Informationsgespräche geführt und sich über Alternativen erkundigt (Adoption, Pflegekind). Von manchen Paaren wurden mehrere Ärzte konsultiert, um unterschiedliche Meinungen zu hören und um herauszufinden, bei welchem Arzt sie sich für eine Behandlung gut aufgehoben fühlen.
- Sie haben ein gewisses Gefühl der Kontrolle bewahrt, indem sie die Behandlungsmethoden und den Zeitplan so gut wie möglich mitbestimmt haben. Für manche Männer war es z. B. wichtig, zuerst einen Behandlungsversuch mit dem eigenen Samen zu unternehmen, um sicherzugehen, dass sie alles versucht haben, ein eigenes Kind zu zeugen. Erst dann waren sie bereit, eine Behandlung mit Spendersamen durchzuführen.
- Sie haben das übermächtige Problem der Unfruchtbarkeit in kleine, handhabbare Projekte unterteilt, die sie nach und nach angegangen sind. Sie haben einen Zeitplan erstellt, Behandlungspausen konkret eingeplant und auch über Grenzen in der medizinischen Behandlung gesprochen.
- Sie haben als Paar einen gewissen »Teamgeist« entwickelt und sind das Problem gemeinsam angegangen.
- Sie konnten ihre Gefühle (auch ihre Phantasien und Träume) einander mitteilen, nahmen sich selbst und gegenseitig ernst.
- Sie haben ihre unterschiedlichen Bedürfnisse und Herangehensweisen ernst genommen und als Ressourcen begriffen.

- Unabhängig von ihrem Kinderwunsch haben sie ihre Partnerschaft bewusst gepflegt und sich selbst auch nicht vernachlässigt. Sie haben auch andere Lebensinhalte nicht ignoriert, sondern Freundschaften und Hobbys bewusst gepflegt.
- Sie konnten Trauer, Frustration und Angst zulassen und darüber miteinander und mit einer nahestehenden Person sprechen.
- Sie trieben Sport, um körperliche Frustration abzubauen.
- Sie haben sich mit anderen Betroffenen ausgetauscht und dadurch ihr Problem relativiert und normalisiert.
- Sie haben eine Beratung in Anspruch genommen, wenn sie an eigene Grenzen stießen.

Auf dem Weg der Entscheidungsfindung zur Spendersamenbehandlung

Vielleicht haben Sie von einem Arzt über die Möglichkeit der Samenspende gehört. Er hat dies im Rahmen eines medizinischen Gesprächs mit Ihnen oder nach Abschluss der Kinderwunschbehandlung mit dem eigenen Samen erwähnt. Auch ist es möglich, dass Sie über die Möglichkeit der Samenspende nicht von einem Arzt, sondern durch das Internet oder Zeitschriften erfahren haben. Möglicherweise haben Sie, wie viele, zunächst skeptisch oder sogar ablehnend reagiert.

Thomas: »*Uns informierte der Arzt über die Samenspende, nachdem wir viele erfolglose Versuche mit ICSI hinter uns hatten. Erst einmal dachte ich, nein, das kann ich mir gar nicht vorstellen. Und meine Frau reagierte ebenso. Wir beide schüttelten den Kopf und sagten dem Arzt, dass das für uns auf keinen Fall in Frage kommt. Als wir aber ein paar Wochen später zuhause nochmals drüber redeten, stellten wir beide fest, dass wir vielleicht so ganz die Samenspende doch nicht ablehnten. Vielleicht, so sagten wir uns, ist das ja doch eine Möglichkeit für uns.*«

Für die meisten Paare ist die Familienbildung mit Spendersamen nicht die erste Wahl, denn sie möchten eigentlich eine Familie gründen, in der die Kinder sowohl vom Vater als auch von der Mutter biologisch abstammen. Es ist daher verständlich, dass fast alle Paare es zunächst vorziehen, eine reproduktionsmedizinische Behandlung mit dem Samen des Partners durchzuführen.

Werner: »*Wir wollten ein gemeinsames Kind. Alles andere lehnten wir erst einmal ab, weil es eben nicht das war, was wir wollten, und deswegen haben wir mehrere Versuche unternommen, mit ICSI ein Kind zu bekommen. Danach haben wir lange gebraucht, um uns damit anzufreunden, dass mittels der Samenspende zumindest meine Frau genetisch mit dem Kind verwandt ist. Das schien uns besser als eine Adoption, wo wir beide keine genetische Verbindung gehabt hätten.*«

Einige Paare entscheiden sich allerdings gegen reproduktionsmedizinische Behandlungen mit dem Samen des Partners, weil sie körperlich zu
anstrengend oder grundsätzlich unmöglich sind, da beim Mann keine Samenzellen im Ejakulat gefunden wurden. In diesen Fällen steht, zusammen mit der Entscheidung für oder gegen eine Samenspende, auch die
Entscheidung hinsichtlich einer Adoption oder der Aufnahme eines Pflegekindes an.

Für lesbische Paare und alleinstehende Frauen ist die Entscheidung zu
einer Samenspende einerseits meist etwas einfacher, da sie eine Behandlung nicht mit der belastenden Vorerfahrung der Unfruchtbarkeit beginnen. Dennoch sollten auch sie bedenken, dass eine medizinische Unterstützung erforderlich sein kann, um eine Schwangerschaft zu erzielen.
Andererseits müssen lesbische und alleinstehende Frauen erleben, dass
sie aufgrund ihrer sexuellen oder sozialen Ausrichtung nicht gemeinsam
als Paar adoptieren oder ein Pflegekind aufnehmen können. Die Samenspende ist für sie daher meist die einzige Möglichkeit, ihren Kinderwunsch
zusammen umzusetzen. Zudem müssen lesbische Paare entscheiden, welche Partnerin (als erste) schwanger wird und alleinstehende Frauen sich
reiflich überlegen, ob sie ausreichend emotionale, soziale und finanzielle
Ressourcen haben, um ein Kind auch ohne Partner groß ziehen zu können.

Im Vorfeld einer Entscheidungsfindung sollten Sie sich ausführlich über
die Familienbildung mit Spendersamen informieren. Dies betrifft vor allem die psychosozialen Fragen, aber auch die medizinischen Behandlungs-
abläufe und die juristischen Vorgaben. In diesem Kapitel wird beschrieben,
welche Informations- und Unterstützungsangebote es gibt, wie die medizinische Behandlung durchgeführt wird und welche Männer bereit sind,
ihren Samen zu spenden. Auch wird kurz skizziert, wie man das Gespräch
mit einem Rechtsanwalt oder Notar vorbereiten kann.

Psychosoziale Informations- und Unterstützungsangebote

Die Spendersamenbehandlung wird von vielen zunächst vor allem als eine
medizinische Behandlung wahrgenommen. Immerhin ist dazu der Gang
zu einem Arzt, Informationen über den Behandlungsablauf und dann die
eigentliche medizinische Behandlung, die Insemination mit dem gespen-

deten Samen, erforderlich. Die Bewältigung der medizinischen Behandlung ist ein wichtiger Schritt, doch die Bedeutung dieses Schrittes ist relativ begrenzt, nämlich auf die Zeit der Behandlung. Der in meinen Augen wesentlich bedeutsamere Unterschied zwischen der Behandlung mit Spendersamen und anderen reproduktionsmedizinischen Behandlungen liegt in der Tatsache, dass der Samen eines anderen Mannes zur Befruchtung verwendet wird. Dieser Unterschied führt dazu, dass eine Familienzusammensetzung entsteht, die sich von der eigentlich gewünschten Familienzusammensetzung unterscheidet. Wenn Sie sich für die Samenspende entscheiden und bei der medizinischen Behandlung Erfolg haben, werden Sie Ihr Leben in dieser Familienkonstellation leben. Alle Fragen, Gedanken, Fantasien und Themen, die sich daraus ergeben, sind für Sie und Ihre Familie nicht nur während der Behandlung, sondern weit darüber hinaus von Bedeutung. Letzteres trifft sowohl für heterosexuelle als auch für lesbische und alleinstehende Frauen zu, auch wenn die beiden letzten Gruppen die Samenspende nicht nur im medizinischen System durchführen, sondern auch Selbstinseminationen mit dem Samen eines ihnen bekannten Mannes durchführen. Auch sie stehen vor der Aufgabe, die Bedeutung dieses Mannes für sich und für ihre Kinder zu klären.

Da es über die Familienbildung mit Spendersamen recht wenig Information gibt, empfinden viele zunächst große Unsicherheit, nicht zuletzt auch, was Wörter und Begriffe betrifft, die für diese Familienzusammensetzung benutzt werden können.

Simon: »Als wir von der Samenspende hörten, waren wir uns erst einmal sehr unsicher, was das denn für uns als Eltern bedeutet. Meine Frau meinte, das wäre so eine Art ›Halbadoption‹, weil eben nur der Samen ›adoptiert‹ wurde. Ich war der Meinung, es ähnelt einer Situation, in der die Ehefrau vielleicht aus einer früheren Beziehung ein Kind mit in die Ehe bringt. Aber eigentlich ist es ein bisschen von beidem, aber keines richtig. Eigentlich sind wir uns ziemlich unsicher, was die Spendersamenbehandlung denn wirklich ist.«

Zu dieser Unsicherheit, welche Art von Familie dies denn ist, kommen zahlreiche weitere Fragen, u. a. die Frage des Umgangs mit der unterschiedlichen Elternschaft und die Frage der Aufklärung des Kindes. Für manche dieser Fragen gibt es noch keine festen und allgemeingültigen Antworten und daher ist es hilfreich, sich zu informieren und Unterstützung bei der Entwicklung einer eigenen Haltung hierzu in Anspruch zu nehmen. Ziel einer solchen Unterstützung ist die eigene Entscheidungsfindung für oder gegen die Familienbildung mit Spendersamen und, bei der Entscheidung dafür, Hilfe bei der Frage, wie offen man mit der Samenspende dem Umfeld und dem Kind gegenüber umgeht. Hierfür gibt es die Möglichkeit einer psychosozialen Beratung oder, ähnlich wie bei einer Adoption, die Teilnahme an einem Informationsseminar.

Psychosoziale Beratung

Eine psychosoziale Beratung im Rahmen einer Kinderwunschbehandlung aufzusuchen ist eine sinnvolle Ergänzung zur medizinischen Behandlung. Immer mehr Ärzte verweisen auf diese Form der seelischen und emotionalen Unterstützung. Sie haben erkannt, dass dies dazu beitragen kann, dass Paare stabiler und mit mehr innerer Kraft die medizinische Behandlung durchleben. Allerdings gibt es nach wie vor Vorbehalte, sowohl auf Seiten der Ärzte, als auch auf Seiten der Paare mit Kinderwunsch. Manche Ärzte befürchten, dass eine Beratung dazu führen könnte, dass Paare sich gegen eine Behandlung entscheiden oder sie zu Patienten werden, die sehr viel hinterfragen. Paare ihrerseits befürchten, dass Berater grundsätzlich eine kritische Haltung der Reproduktionsmedizin gegenüber haben oder versuchen, ihnen den Kinderwunsch auszureden. Darüber hinaus gibt es einige grundsätzliche Vorurteile. Dazu gehört vor allem, dass die Begriffe »Beratung« und »Therapie« mit einer psychischen Störung verbunden werden und man sich selbstverständlich aufgrund des Kinderwunsches nicht als psychisch krank empfindet.

Martin: »Ich habe mich lange geweigert, mit meiner Frau eine Beratungsstelle aufzusuchen, weil ich dachte, wir sind doch nicht verrückt, wir wollen doch nur ein Kind. Eine Beratung oder Therapie, das war in meinen Augen etwas, das man macht, weil man psychisch krank ist. Ich konnte mir nicht vorstellen, dass mir das irgendwie weiterhelfen würde.«

Manche Paare befürchten, dass ihre Fähigkeit als Eltern überprüft wird.

Annette: »Wir waren einmal bei einem Berater. Wir verhielten uns ganz vorsichtig, weil wir davon ausgingen, dass wir, wie bei einer Adoption, irgendwie über-

prüft werden. Eigentlich trauten wir uns kaum etwas zu sagen und deswegen war das Beratungsgespräch auch gar nicht hilfreich.«

Psychosoziale Fachkräfte, die im Bereich der Beratung bei Kinderwunsch versiert sind, sehen eine Beratung nicht als eine Überprüfung der Elternfähigkeit und gehen auch nicht davon aus, dass Paare mit Kinderwunsch grundsätzlich an einer psychischen Störung leiden oder ihren Kinderwunsch besser aufgeben sollten. Die Beratung zielt vielmehr darauf ab, Entscheidungsmöglichkeiten zu reflektieren, die emotional anstrengende medizinische Behandlung zu begleiten und den Übergang zu einem Leben mit oder ohne Kind gut vorzubereiten. Anders als eine Psychotherapie bedeutet Beratung bei Kinderwunsch nicht notwendigerweise wöchentliche Sitzungen, die sich über einen langen Zeitraum erstrecken. In vielen Fällen sind meiner Erfahrung nach weniger als zehn Beratungsgespräch ausreichend, um einen entlastenden Umgang mit dem Kinderwunsch zu erreichen.

Eine Beratung vor der Familienbildung mit Samenspende unterscheidet sich in einigen Punkten von der allgemeinen Beratung bei Kinderwunsch. Zunächst sollte Ihnen diese Beratung ausführliche Information über diese Familienbildung zur Verfügung stellen. Dazu gehört der medizinische Ablauf, Hinweise darüber, wie sich Kinder und ihre Familien entwickeln und Basisinformationen über die juristischen Regelungen. Im nächsten Schritt sollte die Beratung dazu führen, dass Sie eine wohl überlegte Entscheidung für oder gegen die Samenspende fällen können. Dazu gehört eine Reflexion über den unterschiedlichen Status als Eltern, den Umgang mit dem gesellschaftlichen Tabu und die Frage der Aufklärung des Kindes. Sie sollten Ihre individuelle Haltung zu bestimmten Themen entwickeln können und zuversichtlich sein, für alle Fragen für Sie passende Antworten gefunden zu haben.

Thomas: »Ich hatte etwas Vorbehalte gegenüber der Beratung. Eigentlich konnte ich mir nicht recht vorstellen, was wir denn da machen würden. Als wir dann das Gespräch hatten, war ich recht still und sagte wenig. Ich konnte die Beraterin zunächst gar nicht einschätzen, und da uns der Arzt geschickt hat, war ich davon ausgegangen, dass sie uns irgendwie überprüfen soll. Aber im Laufe des Gespräch stellte ich fest, dass sie einfach wollte, dass wir gut nachdenken über das, was wir tun und dass wir uns sicher werden, ob die Samenspende für uns die richtige Entscheidung ist. Sie berichtete auch, dass manche Eltern ihre Kinder mittlerweile aufklären und erzählte uns, wie man das machen kann. Das half mir sehr, denn ich hatte das Gefühl, dass ich diese Geschichte auch für meine Eltern benutzen konnte, wenn ich mit ihnen darüber sprechen wollte, dass wir eben eine Spendersamenbehandlung machen würden und sie deshalb nicht die biologischen Großeltern des Kindes wären. Im Nachhinein war ich recht froh, dass wir diese Sitzung hatten, denn es war überhaupt keine Überprüfung, sondern eine Hilfe für uns.«

Da eine Beratung immer ergebnisoffen ist, kann sie natürlich auch dazu führen, dass Sie sich gegen diese Familienbildung entscheiden.

Christine: »*Wir hatten mehrere Gespräche mit der Beraterin und uns wurde im Laufe dieser Gespräche deutlich, dass wir uns nicht mit dem Gedanken anfreunden konnten, dass wir als Eltern nicht gleich waren. Mein Mann wäre eben nicht der biologische Vater, aber ich wäre die biologische Mutter. Das war für uns eine so merkwürdige Vorstellung, dass wir uns gegen die Samenspende entschlossen.*«

Von vielen Paaren weiß ich, dass der Entscheidungsprozess für oder gegen eine Spendersamenbehandlung lange dauern kann. Es ist nicht außergewöhnlich, dass es viele Monate dauert, bis sich beide dafür oder auch dagegen entschieden haben.

Gerhardt: »*Als wir das erste Mal von der Samenspende hörten, konnte ich es mir gut vorstellen, meine Frau aber wollte es auf keinen Fall. Wir diskutierten dann nicht mehr darüber und nach ein paar Monaten meinte meine Frau, dass sie es sich vielleicht doch vorstellen könnte. Zu dem Zeitpunkt war ich aber ganz ambivalent. Und so ging es über ein Jahr weiter. Immer wenn einer von uns der Meinung war, dass wir es tun sollten, wollte der andere nicht. Irgendwann waren wir dann beide soweit, aber das hat lange gedauert.*«

Eine solche Ambivalenz zwischen zwei Partnern verdeutlicht, dass die Spendersamenbehandlung viele positive Aspekte, aber auch Unsicherheiten in sich birgt und dass man sich nicht unbedingt von Anfang an aller Aspekte bewusst ist. Es kann eine Weile dauern, bis jeder für sich und man als Paar gemeinsam über alle Folgen dieser Familienbildung reflektiert hat und eine gemeinsame Entscheidung treffen kann.

Manche Wunscheltern erwägen, einen Verwandten oder Bekannten zu bitten, Samen zu spenden, dieser wird häufig als »persönlicher Spender« beschrieben. Viele lesbische Paare und alleinstehende Frauen gehen diesen Weg, da dies, von einer Behandlung im Ausland abgesehen, oft die einzige Möglichkeit ist, ein Kind zu bekommen. Vor allem in diesen Fällen halte ich es für erforderlich, dass alle Beteiligten, also die Wunscheltern bzw. die Wunschmutter und der Spender, ihre Erwartungen abklären und die zukünftige Bedeutung des Spenders für die Familie besprechen. Dies sollte im Rahmen von Beratungssitzungen sowohl mit allen Beteiligten einzeln als auch gemeinsam abgeklärt werden. Auch sollten die Beteiligten für zukünftige Beratungen offen sein, denn Bedürfnisse und Vorstellungen können sich nach Geburt des Kindes verändern. Vor allem kann das Kind selbst ab einem gewissen Alter eigene Vorstellungen entwickeln, die nicht unbedingt mit denjenigen, die die Erwachsenen unter sich vereinbart hatten, übereinstimmen. Bereits getroffene Absprachen müssen dann revidiert und abgeändert werden.

Informationsseminare

Seit vielen Jahren führe ich Informationsseminare zur Familienbildung mit Spendersamen durch. Ähnlich wie eine Beratung bezwecken diese Seminare, dass sie über die Spendersamenbehandlung informieren und den Teilnehmern die Entscheidung für oder gegen die Familienbildung erleichtern. In einem wichtigen Punkt unterscheidet sich jedoch die Beratung von den Seminaren: Beratung bietet die Möglichkeit, dass man seine Haltungen und Einstellung für sich alleine, bzw. gemeinsam mit der Partnerin/dem Partner mit einer Fachkraft reflektiert. Es besteht jedoch nicht die Möglichkeit, dass man sich mit anderen in der gleichen Lage austauscht; dies ist nur in einer Gruppe möglich. Meiner Erfahrung nach ist vor allem bei der Familienbildung mit Spendersamen dieser Austausch hilfreich, denn nur er führt dazu, dass man aus erster Hand erfährt, dass andere ganz Ähnliches erleben und sich die gleichen Sorgen und Hoffnungen machen.

Martin: »Es war ein überwältigendes Gefühl, in einer Runde von über 10 Paaren zu sitzen, die alle eine Spendersamenbehandlung machen wollten. Ich dachte immer, wir wären alleine und es gäbe außer uns kaum Paare, die das auch ma-

chen wollten. Aber es gibt doch recht viele und alle waren sehr offen. Wir spra-
chen über unsere Ängste, vor allem unsere Ängste, als Vater vielleicht abgelehnt
zu werden, und es tat gut zu hören, dass fast alle diese Angst hatten. Ich fühlte
mich zum ersten Mal ernst genommen und respektiert.«

Vor allem die männlichen Teilnehmer berichten immer wieder, wie wichtig
für sie der Austausch mit anderen Männern ist.

Tim: »Ich hatte nie zuvor über meine Unfruchtbarkeit gesprochen. Irgendwie
war es nicht möglich, denn, tja, man kann ja nicht einfach so drüber reden. Ir-
gendwie hat es nie gepasst, oder ich habe mich vielleicht auch nicht getraut. Wäh-
rend des Seminars waren wir zeitweise in Männer- und Frauengruppen auf-
geteilt. Und da redete ich plötzlich ganz viel. Es tat mir sehr gut, einfach zu
berichten, was mir alles durch den Kopf ging und meine ganzen Fragen loszu-
werden. Und es fiel mir deshalb so leicht, weil ich genau wusste, dass es den ande-
ren Männern in der Gruppe ganz genau so ging. Viele nickten oder sagten irgend-
wie ›ja‹ als ich erzählte und es tat einfach gut, sich so aufgehoben zu fühlen.«

Interessanterweise passiert während manchen Seminaren etwas Besonderes: Die Männergruppe hat immer ein wesentlich längeres Redebedürfnis
als die Frauengruppe und wenn die Frauen bereits mit dem Diskutieren
abgeschlossen haben, sprechen die Männer untereinander immer noch
weiter. Offensichtlich haben auch Männer das Bedürfnis sich mitzuteilen
und auszutauschen und setzen dies um, wenn der Kontext für sie stimmt.

Ein wichtiger Teil der Seminare ist die Teilnahme einer Familie mit Kindern nach Samenspende. Diese Familie berichtet im Beisein ihrer Kinder
über ihre Erfahrungen. Für fast alle Teilnehmer ist dies das erste Mal, dass
sie eine Familie erleben, die offen mit der Samenspende umgeht und die
Kinder aufgeklärt hat. Gerade bei einem Thema, über das es so wenig Information gibt, kann es hilfreich sein, eine Familie zu erleben, die damit
recht souverän und selbstbewusst umgeht.

Tina: »Bis ich diese Familie erlebte, war für mich das Thema ›Kind‹ graue Theo-
rie. Irgendwie dachte ich auch immer, dass man es den Kindern ansieht, dass sie
aus einer Samenspende stammen, dass sie irgendwie anders aussehen oder sich
anders verhalten. Aber die beiden Kinder sahen ganz normal aus und sie ver-
hielten sich auch ganz normal. Und auch die Eltern waren einfach ganz nor-

male Eltern. Sie erzählten ganz offen über sich und die Kinder, auch darüber, wie Außenstehende reagierten, als sie von der Samenspende erfuhren. Am meisten hat mich beeindruckt, dass sie mit der Zeugungsart so selbstverständlich umgingen. Für sie war die Samenspende irgendwie ganz normal und sie sprachen drüber wie andere darüber sprachen, dass sie halt dunkle und nicht helle Haare haben. Diese Familie hat für mich eine ganz wichtige Vorbildfunktion, ich fand es einfach gut, wie sie das Thema handhaben und möchte es später genau so machen.«

Max:»Ich merkte, dass ich vor allem den Vater beobachtete, denn ich wollte wissen, ob es denn irgendwie auffällt, dass er nicht der Erzeuger der Kinder ist. Ich achtete deshalb besonders darauf, wie er sich den Kindern gegenüber verhielt. Aber ich muss gestehen, dass er sich einfach ganz normal verhielt. Er nahm sie auf den Arm und schmuste mit ihnen, sagte ihnen aber auch, was sie nicht tun dürfen. Er verhielt sich einfach wie alle anderen Väter auch und das hat mich sehr ermutigt.«

Nachdem ich diese Seminare mehrere Jahre angeboten hatte, führte ich zusammen mit meinem neuseeländischen Kollegen Ken Daniels, mit dem ich die Seminare gemeinsam durchführte, eine Untersuchung durch. Wie wollten erfahren, welche Auswirkungen die Seminare für die Teilnehmer hatten und wir stellten zweierlei fest: Zum einen führten sie dazu, dass sich die Teilnehmer viel selbstsicherer fühlten, was die Familienbildung mit Spendersamen betrifft und sich diese Sicherheit auch daran zeigte, dass fast alle beabsichtigten, ihr Kind aufzuklären. Zum anderen waren die Informationen der Referenten, vor allem jedoch der Austausch untereinander und die Berichte der eingeladenen Familie wichtig, damit die Teilnehmer diese Sicherheit entwickeln konnten (Thorn & Daniels 2003). Wie wichtig der Austausch ist, zeigt sich auch daran, dass viele Teilnehmer auch nach den Seminaren in Kontakt miteinander bleiben und dass sich darüber hinaus IDI (Information Donogene Insemination) gebildet hat, ein Netzwerk von Familien, die sich zwei Mal jährlich treffen. Diese Familien unterstützen sich gegenseitig im Umgang mit der Samenspende und auch die Kinder können die Erfahrung machen, dass es noch viele andere Kinder gibt, die ebenfalls auf diese Art gezeugt wurden.

Ich empfehle allen, die eine Spendersamenbehandlung erwägen, eine Beratung oder die Teilnahme an einem Seminar vor Behandlungsbeginn.

Dies ist der geeignete Rahmen, damit Sie Ihre Fragen klären und Ihre Unsicherheiten, die fast jeder bei dieser Familienbildung hat, abbauen können und somit sicherstellen, dass Ihre Entscheidungen auch langfristig
von Bestand sind. Nachstehend habe ich zusammengefasst, in welchen
Fällen eine Beratung oder die Teilnahme an einem Seminar hilfreich sein
kann:

- Wenn Sie aufgrund des nicht erfüllten Kinderwunsches Selbstzweifel
  hegen, wenn einzig die Erfüllung Ihres Kinderwunsches ein erfülltes
  Leben verspricht und andere Lebensinhalte unwichtig erscheinen, wenn
  Sie sich aus sozialen Bezügen zurückziehen, weil es zu schmerzhaft ist,
  mit schwangeren Frauen oder Kindern konfrontiert zu werden, dann
  kann eine Beratung weiterhelfen.
- Wenn Sie spüren, dass Sie an die Grenzen Ihrer Belastbarkeit gekommen sind, wenn Sie sich beispielsweise als Paar unbeabsichtigt und wie-
  derholt gegenseitig verletzen oder wenn Ihre Sexualität sehr unter dem
  Kinderwunsch leidet, ist eine Paarberatung sinnvoll.
- Wenn in Ihrer Partnerschaft unterschiedliche Bedürfnisse hinsichtlich
  des Kinderwunsches bestehen (der Partner hat einen Kinderwunsch, die
  Partnerin nicht oder die Partnerin kann sich eine Samenspende vorstellen, der Partner nicht), ist eine Paarberatung empfehlenswert.
- Vor der Entscheidung für eine bestimmte Form der Familienbildung
  sollten alle Alternativen bedacht werden. Sie sollten sich ausführlich mit
  der Möglichkeit der Adoption, der Aufnahme eines Pflegekindes, repro-
  duktionsmedizinischer Behandlung und eines Lebens ohne Kind auseinandersetzen und Ihre Prioritäten definieren. Sie sollten keine Entscheidungen intuitiv, also »aus dem Bauch heraus« treffen, da dies die
  Gefahr birgt, dass Sie sich in Zukunft Vorwürfe machen. Eine fachliche
  Begleitung kann diesen Prozess unterstützen und dazu beitragen, dass
  Ihre Entscheidungsfindung auch langfristig von Bestand sein wird.
- Wenn Sie sich über die Familienbildung mit Spendersamen informieren und ausführlich reflektieren möchten, ob dies für Sie die richtige
  Entscheidung ist, wenn Sie unsicher sind, wie Sie mit dem unterschied-
  lichem Status als Eltern und der Frage der Aufklärung des Kindes um-
  gehen möchten, ist eine Paarberatung oder die Teilnahme an einem Se-
  minar hilfreich.
- Wenn Sie als lesbisches Paar oder alleinstehende Frau unsicher sind, ob
  Sie Ihren Kinderwunsch mithilfe einer Samenspende umsetzen sollen,

bzw. wie Sie als lesbisches Paar ihre Mutterrollen leben und ob Sie als alleinstehende Frau auch auf Dauer zu Ihrer Entscheidung stehen können, ist eine Beratung sinnvoll.

- Wenn der Kontakt und Austausch mit Anderen in der gleichen Lage für Sie wichtig ist und Sie sich im Rahmen einer Gruppe mit dem Thema der Samenspende auseinandersetzen möchten, ist die Teilnahme an einem Seminar zweckmäßig.

Darüber hinaus sollten die folgenden Aspekte bedacht werden, wenn Sie eine Insemination mit dem Samen eines Ihnen bekannten Mannes erwägen:

- Es soll sichergestellt sein, dass die Spende freiwillig ist und der Spender sich nicht aufgrund persönlicher Beziehungen zu einer Spende verpflichtet fühlt.
- Die Rolle des Spenders in der Familie sollte geklärt werden. Dies ist vor allem erforderlich, wenn der Spender aus dem Verwandtschaftskreis kommt, denn es entstehen komplexe Familienkonstellationen, wenn beispielsweise der Bruder des Wunschvaters spendet: In diesem Fall ist der zukünftige Onkel gleichzeitig der Erzeuger des Kindes. Auch in allen anderen Fällen sollten sich die Erwachsenen über die Rolle des Spenders einigen: Wird er regelmäßigen, gelegentlichen oder keinen Kontakt zu dem Kind haben? Wird er ihm gegenüber eine bestimmte Rolle einnehmen (beispielsweise die eines Patenonkels)? Wie soll das Kind ihn ansprechen? Wie wird die Beziehung zwischen den Eltern und ihm gestaltet?
- Wenn Sie als Eltern beabsichtigen, Ihr Kind nicht über die Zeugung aufzuklären, sollte sehr gut reflektiert werden, ob dies in einer solchen Konstellation auf Dauer tatsächlich realistisch ist.
- Als Wunscheltern und als Spender müssen Sie berücksichtigen, dass die Bedürfnisse des Kindes sich von denen der erwachsenen Parteien unterscheiden können. Daher ist es wichtig, dass Sie als Wunscheltern mit dem Spender auch nach der Geburt offen sprechen können und miteinander klären, wie den Erwartungen des Kindes Rechnung getragen werden kann.
- In Familien mit lesbischen und alleinstehenden Müttern gibt es keine Vaterfigur und der Spender hat möglicherweise sowohl für die Mütter als auch für das Kind eine andere Bedeutung als in heterosexuellen Familien. Manche Frauen bevorzugen einen Spender, der dem Kind als

männliche Bezugsperson zur Verfügung steht. Andere Frauen lassen sich bewusst mit dem Samen eines anonymen Spenders behandeln, dessen Identität das Kind jedoch später erfahren kann, weil sie davon ausgehen, dass diese Konstellation besser geeignet ist, ihre Grenzen als Familie zu wahren. Überlegen Sie, ggf. mit Ihrer Partnerin, welche Rolle der Spender in Ihrer zukünftigen Familie spielen soll.

Vorbereitung für die medizinische Behandlung

Vor der Entscheidung zu einer Spendersamenbehandlung sollte immer eine ausführliche medizinische Diagnostik und Beratung stehen. Diese kann einen Hinweis darauf geben, ob eine andere Behandlungsmethode mit dem eigenen Samen, eventuell kombiniert mit einer operativen Entnahme von Spermien aus den Nebenhoden oder den Hoden, erfolgreich sein könnte. In manchen Fällen empfehlen Ärzte auch nach mehreren erfolglosen Behandlungsversuchen mit dem eigenen Samen, dies nochmals zu überprüfen und Sie können dies als Möglichkeit erachten, auch Ihre Entscheidung zur Samenspende nochmals zu überprüfen.

Christian: »Wir hatten bereits drei erfolglose ICSI-Versuche hinter uns und wechselten dann zu einem Arzt, der auch die Spendersamenbehandlung anbot. Er schaute sich unsere Unterlagen an und meinte, es hätte vielleicht doch noch einmal Sinn, eine ICSI zu versuchen, denn immerhin hatten sich bei allen Versuchen mehrere Eizellen befruchten lassen. Zunächst waren wir etwas verstört über diese Aussage. Wir hatten gewechselt, weil wir das eben nicht mehr wollten. Aber dann haben wir gedacht, nun gut, vielleicht schadet es nicht, wirklich abschließend nochmals darüber nachzudenken. Wir sprachen ein paar Mal drüber und vereinbarten auch mit dem Arzt nochmals einen Gesprächstermin, denn wir wollten von ihm wissen, wie hoch er die Erfolgschancen einschätzt. Letztendlich entschieden wir uns aber gegen weitere ICSI-Versuche, denn es war körperlich für meine Frau einfach zu anstrengend. Wir überlegten eine Weile, ob die Gespräche unter uns und mit dem Arzt nicht eigentlich überflüssig gewesen wären, aber wir kamen zum Schluss, dass wir durch das Hinterfragen noch ein bisschen sicherer wurden, dass wir wirklich keine ICSI mehr wollten und uns auf eine Samenspende gut einlassen können.«

Die medizinische Behandlung mit gespendetem Samen ist im Vergleich zu anderen reproduktionsmedizinischen Eingriffen relativ einfach. Der Frau wird zum Zeitpunkt des Eisprungs der Samen in die Scheide oder die Gebärmutter eingeführt (inseminiert). Wenn der Zyklus nicht regelmäßig oder die Frau älter ist, kann eine hormonelle Stimulation mit Medikamenten durchgeführt werden. Dies sind zunächst Tabletten, die geschluckt werden und die die Reifung der Eizelle unterstützen. Wenn auch mit dieser Unterstützung keine Schwangerschaft eintritt, kann die Eizellreife durch die Injektion von Hormonen gefördert werden. Zusätzlich kann der Eisprung ausgelöst werden.

Darüber hinaus kann die Behandlung mit Spendersamen auch im Rahmen einer IVF durchgeführt werden, wenn bei der Frau ebenfalls Faktoren vorliegen, die die Fruchtbarkeit beeinträchtigen (beispielsweise undurchlässige Eileiter). In diesen Fällen wird, wie bei einer IVF mit dem Samen des Ehemanns, die Frau hormonell stimuliert, damit mehrere Eizellen heranreifen. Diese werden durch die Scheide entnommen (punktiert) und außerhalb des Körpers der Frau mit dem gespendeten Samen zusammengebracht. Nach der Befruchtung können bis zu drei Eizellen wieder in die Gebärmutter der Frau zurückgesetzt werden. In Ausnahmefällen ist auch eine Behandlung im Rahmen einer ICSI denkbar. Wenn es beispielsweise für eine Familie wichtig ist, dass ein zweites Kind vom gleichen Spender abstammt, von diesem aber nur noch sehr wenig Samen vorhanden ist, kann eine ICSI durchgeführt werden, denn mit diesem Verfahren wird nur wenig Samen für eine Befruchtung benötigt. Diese beiden letzten Verfahren können nur in einem reproduktionsmedizinischen Zentrum durchgeführt werden, da Ärzte hierzu eine besondere Zulassung benötigen.

Vom Arzt sollten alle erforderlichen Behandlungsschritte im Einzelnen erläutert werden und er sollte einen Hinweis darauf geben, wie sinnvoll und erfolgreich eine bestimmte Behandlungsmethode in Ihrem individuellen Fall ist. Die Schwangerschaftsraten bei einer Spendersamenbehandlung sind relativ hoch: In der Regel werden 80 % aller Frauen innerhalb von sechs Behandlungszyklen schwanger. Dies ist jedoch stark vom Alter und von möglichen Fruchtbarkeitseinschränkungen bei der Frau abhängig. Darüber hinaus gibt es, wie bei allen reproduktionsmedizinischen Behandlungen, auch bei der Spendersamenbehandlung keine Garantie auf eine Schwangerschaft und die Geburt eines gesunden Kindes. Es ist daher auch

bei dieser Behandlung sinnvoll, einen »Plan B«, also Alternativen wie eine
Adoption oder die Aufnahme eines Pflegekindes oder ein Leben ohne Kind
zu bedenken.

Die Spendersamenbehandlung ist keine Pflichtleistung der Krankenkassen; dies bedeutet, dass Sie alle Kosten tragen müssen. Eine weitere Frage,
die mit dem Arzt deshalb geklärt werden muss, ist die der Kosten. Hier
gibt es unterschiedliche Modelle. Viele Praxen stellen eine erste Gebühr in
Rechnung, damit Sie in das Behandlungsprogramm aufgenommen werden. Diese Gebühr liegt zwischen € 1500,– und € 2500,– und wird u. a.
für die Kosten der Rekrutierung und der medizinischen Untersuchungen
der Samenspender verwendet. Es kommen die Kosten für den Samen zwischen € 200,– und € 400,–, die eigentlichen Inseminationen zwischen
€ 200,– und € 400,– sowie die erforderlichen Blut- und Ultraschalluntersuchungen hinzu (dies sind ungefähre Kostenangaben für das Jahr 2013).
Andere Praxen erheben keine erste Gebühr, dafür sind jedoch die Kosten pro
Samenprobe teurer. In manchen Fällen werden um die Zeit des Eisprungs
zwei Inseminationen durchgeführt, sodass auch hierfür die doppelten Kosten anfallen. Falls der Arzt eine hormonelle Stimulation empfiehlt, müssen
Sie auch hierfür, wie auch für eine eventuelle IVF oder ICSI mit Samenspende, die Kosten tragen. Höhere Preise werden manches Mal bei lesbischen Paaren und alleinstehenden Frauen aufgrund der juristischen Unsicherheit für den Samenspender verlangt (diese wird im rechtlichen Teil
erläutert). Die Samenbanken wollen dadurch sicherstellen, dass nur Frauen
mit ausreichend finanziellen Ressourcen die Behandlung durchführen und
somit das Risiko des Spenders auf Unterhaltszahlungen gering ist.

Es ist üblich, dass vor Behandlungsbeginn eine vertragliche Regelung zwischen dem Arzt und dem zu behandelnden Paar getroffen wird. Diese wird
von einem Rechtsanwalt oder Notar unterstützt. Häufig arbeiten Ärzte mit
einem Rechtsanwalt zusammen, der sich in diesem Bereich auskennt, aber
Sie können auch einen Rechtsanwalt oder Notar Ihrer Wahl aufsuchen; dieser sollte sich allerdings in Fragen des Familienrechts und der Spendersamenbehandlung auskennen.

Manche Ärzte rekrutieren Samenspender selbst und sie verfügen über eine
sog. »Samenbank«, in der der gespendete Samen tief gefroren (kryokonser-
viert) lagert, bis er zur Insemination aufgetaut wird. Die meisten Samen-

banken führen auch die Behandlung durch, aber es gibt auch Samenbanken, die selbst keine Inseminationen durchführen. Andere Ärzte können von Samenbanken Samen beziehen und die Behandlung durchführen. Der Vertrag wird in der Regel zwischen der Samenbank und Ihnen geschlossen. Üblicherweise führen Sie ein Gespräch mit dem Arzt, der die Samenbank leitet. Während dieses Gesprächs macht der Arzt in der Regel auch Notizen über den Ehemann, damit er einen Spender auswählen kann, der ihm ähnlich sieht. Die Kryokonservierung wird zwar vor allem aus medizinischen Gründen durchgeführt, hat jedoch den Vorteil, dass der Samen verschickt werden kann. Es ist somit unproblematisch, den Samen von einer Samenbank zu beziehen, die Insemination aber von einem Gynäkologen vor Ort durchführen zu lassen. Allerdings müssen Sie bedenken, dass manche Gynäkologen die Behandlung mit Spendersamen aus moralischen Gründen ablehnen.

Es gibt zwei weitere Aspekte, die zu Beginn der medizinischen Behandlung bedenkenswert sind. Manche Paare wünschen sich nicht nur ein, sondern zwei (oder noch mehr) Kinder. In den meisten Fällen wünschen sich die Eltern, dass die Kinder vom gleichen Spender abstammen. In diesen Fällen ist es erforderlich, dass der Arzt einen Spender aussucht, der entweder zurzeit noch spendet oder von dem es ausreichend Vorrat an Samen gibt. Nur so kann sichergestellt werden, dass Samen für eine zweite Behandlung vorhanden ist. Der zweite Aspekt betrifft die Frage der Aufklärung des Kindes und dessen Recht auf Kenntnis seiner biologischen Abstammung. Seit 2007 sind Ärzte gesetzlich verpflichtet, die Unterlagen, aus denen Samenspender und die inseminierte Frau hervorgehen, mindestens 30 Jahre lang aufzubewahren. Ob und wann ein Kind diese Unterlagen tatsächlich einsehen kann, ist allerdings gesetzlich nicht geregelt. Wenn Sie beabsichtigen, mit Ihrem Kind über dessen Zeugungsart zu sprechen und sicherstellen möchten, dass es auch die Möglichkeit hat, zu erfahren, wer der Samenspender war, ist es sinnvoll, im Behandlungsvertrag festzulegen, wo die Daten für das Kind hinterlegt werden (auch dies wird im rechtlichen Kapitel erläutert).

Die folgenden Fragen können Ihnen helfen, das erste Gespräch mit dem Arzt vorzubereiten:

- Ist eine Behandlung mit Spendersamen in unserem Fall sinnvoll und Erfolg versprechend?

- Ist eine Behandlung der Partnerin erforderlich?
- Wie hoch sind die Behandlungskosten?
- Ist die Praxis auch am Wochenende geöffnet? (Wichtig, wenn im Spontanzyklus, also ohne hormonelle Stimulierung, inseminiert wird, da dann die Zeit des Eisprungs nicht genau festgelegt werden kann.)
- Kann von diesem Spender ausreichend Samen für ein Geschwisterkind reserviert werden?
- Arbeitet die Samenbank mit Gynäkologen in Ihrer Nähe zusammen, an die das Sperma zur Insemination verschickt werden kann?
- Bei wem wird die juristische Vertragsgestaltung durchgeführt?
- Ist der Vertrag für Sie verständlich und geht daraus hervor, wo die Daten des Spenders für das Kind aufbewahrt werden?
- Im Anschluss an das Erstgespräch kann es hilfreich sein, dass Sie als Paar nochmals gemeinsam reflektieren, ob Sie eine Behandlung bei diesem Arzt beginnen:
- Wurden unsere Fragen ausführlich beantwortet und ist er auf unsere Bedürfnisse eingegangen?
- Können wir zu dem Arzt Vertrauen fassen?
- Stimmt, soweit Sie dies überblicken können, die Praxisorganisation (Wartezeiten, Behandlung überwiegend beim gleichen Arzt etc.)?
- Ist Ihr Anfahrtsweg zur Praxis zeitlich und finanziell auch dann leistbar, wenn Sie sich mehreren Behandlungen unterziehen müssen?

Samenspender

Viele Paare sind neugierig, welche Männer denn Samen spenden. In Deutschland war es lange Zeit nicht üblich, dass Ärzte Informationen über den Spender preisgaben. Der Spender erhält auch jetzt noch eine Anonymitätszusicherung, und dies bedeutet, dass das Paar, welches seine Spende erhält, dessen Identität nicht erfährt. Der Spender seinerseits erhält ebenfalls keine Informationen darüber, wer mit seinem Samen behandelt wurde, und nur manchmal teilen Ärzte den Spendern mit, ob und wie viele Kinder mithilfe seiner Spende gezeugt wurden. In den letzten Jahren ist hier allerdings eine Veränderung eingetreten. Da immer mehr Paare zumindest sog. »nicht-identifizierbare« Informationen über den Spender (dessen Alter, Körpergröße und -bau, beruflichen Hintergrund und Hobbys) erhalten möchten, werden diese von manchen Ärzten zur Verfügung gestellt. Sie bieten die Möglichkeit an, dass sich Paare aus einer Vorauswahl von mehreren Spendern selbst den Spender nach eigenen Kriterien heraussuchen können.

Um als Samenspender akzeptiert zu werden, müssen bestimmte Bedingungen erfüllt sein. Zunächst wird die Samenqualität untersucht. Diese muss überdurchschnittlich sein, denn zur Insemination wird der Samen zunächst tiefgefroren, um die Übertragung von Infektionskrankheiten zu vermeiden. Der Samen muss auch nach dem Auftauen noch sehr beweglich und zur Befruchtung tauglich sein. Darüber hinaus wird der Gesundheitszustand des Mannes überprüft. Der Arbeitskreis für donogene Insemination e. V. (der Zusammenschluss von Ärzten, die die Spendersamenbehandlung durchführen) hat hierzu Richtlinien erlassen. Gemäß diesen Richtlinien wird u. a. Folgendes untersucht:

- Sein Allgemeinzustand; er sollte in gutem körperlichem und seelischem Gesundheitszustand sein.
- Die Familiengeschichte sollte hinsichtlich Erkrankungen unauffällig sein (z. B. keine chronischen oder bekannt vererbbaren Erkrankungen). Ausgeschlossen werden auch Spender, in deren Familien Epilepsie, familiäre Herzfehler, Asthma, Rheuma oder psychiatrische Erkrankungen vorkommen.
- Der Spender muss volljährig sein und die Tragweite seiner Entscheidung nachvollziehen können. Er soll freiwillig und nicht aus finanzieller Not spenden.
- Er darf nicht älter als 40 Jahre sein.
- Er gehört keiner Risikogruppe an, bei der sexuell oder auf dem Blutweg übertragbare Erkrankungen gehäufter vorkommen, als in der Normalbevölkerung.
- Infektionskrankheiten wie HIV (Erreger von AIDS), Hepatitis, Chlamydien sollen ausgeschlossen sein.
- Falls es für das die Spende erhaltende Paar relevant ist, kann eine genetische Untersuchung durchgeführt werden (Hammel et al. 2006).

Durch diese medizinischen Voruntersuchungen lassen sich viele, aber nicht alle Krankheiten ausschließen. Spontane Genmutationen, die körperliche oder geistige Behinderungen verursachen, sowie Krankheiten, die während der Schwangerschaft oder Geburt eintreten, lassen sich weder bei der Spendersamenbehandlung noch bei spontanen Schwangerschaften vermeiden. Insofern tragen Paare, die mithilfe von Spendersamen ein Kind bekommen, ähnliche Risiken wie Paare, die dazu keine medizinische Hilfe benötigen.

Im Jahr 2006 wurde die erste Untersuchung über Samenspender in Deutschland durchgeführt (Thorn et al. 2008). Inzwischen wissen wir daher etwas über die Spender. Sie sind in der Regel zwischen 20 und 35 Jahre alt und die meisten haben die deutsche Staatsangehörigkeit. Einzelne Ärzte haben auch Spender aus anderen Ländern, wie beispielsweise aus Italien, Russland oder der Türkei. Die überwiegende Zahl hat Abitur und Hochschulabschluss, bzw. studiert noch. Die meisten Spender wünschen sich später eigene Kinder und einige haben bereits Kinder. Dies erklärt vielleicht auch, weshalb viele nicht nur aus finanziellen Gründen spenden (Spender erhalten rund € 100,– pro Spende), sondern auch, weil sie Paaren helfen oder ihre eigene Fruchtbarkeit untersuchen lassen möchten. Viele Spender haben Interesse zu erfahren, was aus ihrer Spende geworden ist und ob ihr Samen tatsächlich zur Geburt eines Kindes geführt hat. Die Ärzte sind allerdings, wie beschrieben, in dieser Hinsicht zurückhaltend mit Informationen. Interessanterweise sprechen sich rund ein Drittel der Spender für eine Aufklärung des Kindes aus und über 40 % erklärten ihre Bereitschaft, das Kind kennen zu lernen. Auch war in dieser Untersuchung über die Hälfte der Männer bereit, für lesbische Paare oder alleinstehende Frau zu spenden.

Es ist sinnvoll, dass Samenspender nur eine bestimmte Anzahl von Nachkommen zeugen und diese Zahl festgehalten wird. Dies reduziert die Gefahr, dass sich Halbgeschwister unwissentlich miteinander eine Beziehung eingehen und Geschlechtsverkehr miteinander eingehen. Der Arbeitskreis für donogene Insemination hat sich für maximal 15 Nachkommen ausgesprochen; hinzukommen die Kinder, die ein Spender mit seiner Partnerin zeugt.

Nach einem ersten Informationsgespräch mit dem Arzt können folgende Fragen wichtig werden:

- Möchten Sie selbst etwas über den Spender erfahren? Ist es Ihnen wichtig, den Spender auszuwählen? Manche Ärzte sind damit einverstanden, dass Paare, bzw. Frauen den Spender nach eigenen Kriterien auswählen.

Dies kann das emotionale Einlassen auf die Samenspende erleichtern, da man zumindest Basisinformationen über den Mann hat, mit dessen Hilfe das Kind gezeugt wird.

• Falls einer oder beide von Ihnen aus einem anderen Land als Deutschland kommen, spielen Sie vielleicht mit dem Gedanken, dass auch der Spender aus diesem Land kommen sollte. Nicht immer verfügen Ärzte über Spender aus bestimmten Ländern, aber Ärzte können auch Spendersamen von Kollegen anfordern.

• Wenn Sie beabsichtigen, für die Behandlung Samen eines Ihnen bekannten Mannes zu verwenden, ist es sinnvoll, dass auch dieser sich den üblichen medizinischen Untersuchungen unterzieht, sodass Sie kein Infektionsrisiko eingehen.

Juristische Beratung

Die juristischen Regelungen der Spendersamenbehandlung sind im Laufe der letzten Jahre zwar verbessert worden, dennoch bleiben einige Rechtsfragen offen. Auf die Regelungen und die offenen Rechtsfragen wird ausführlich im rechtlichen Kapitel eingegangen. Dieser Abschnitt soll Sie auf grundlegende Aspekte aufmerksam machen, sodass Sie im Gespräch mit einem Rechtsanwalt oder Notar die richtigen Fragen stellen und Ihre Bedürfnisse formulieren können.

Die Spendersamenbehandlung ist in Deutschland erlaubt und wird von rund 40 Ärzten durchgeführt. Seit 2002 ist zudem geklärt, dass die Vaterschaft in den Fällen nicht angefochten werden kann, in denen die Frau und deren Partner in die Behandlung eingewilligt haben (BGB § 1600, Abs. 5). Dies bedeutet sowohl für Wunscheltern, die miteinander verheiratet sind, als auch für den Spender, dessen Samen für verheiratete Paare verwendet wird, eine gesetzliche Absicherung: Auf den Spender können keine juristischen Pflichten zukommen, er kann auch keine Rechte einklagen. Bei Paaren, die in einer nichtehelichen Lebensgemeinschaft leben, gilt gleiches, wenn der Mann die Zustimmung zur Behandlung erteilt hat. Bei der jungen Rechtspraxis muss allerdings mit unvorhersehbaren Fallentscheidungen gerechnet werden. Für lesbische und alleinstehende Frauen ist die juristische Vaterschaft ungeklärt und der Spender ist nicht abgesichert. Wenn lesbische Paare in einer eingetragenen Partnerschaft leben, kann

die Partnerin das Kind nach der Geburt adoptieren. Bis zu diesem Zeitpunkt herrscht juristisch eine unsichere Situation. Dies führt dazu, dass
viele Ärzte die Behandlung dieser beiden Gruppen ablehnen. Darüber hinaus sprechen sich die Richtlinien der Bundesärztekammer gegen die Behandlung dieser Gruppen aus (Bundesärztekammer 2006).

In einigen Ländern, wie beispielsweise Kanada, England, die USA und
Australien, sind Samenspender grundsätzlich von juristischen Rechten
und Pflichten befreit, wenn deren Samen im Rahmen einer medizinischen
Behandlung zur Insemination verwendet wird. Diese Freistellung ist nicht
davon abhängig, in welcher sozialen Konstellation die empfangende Frau
lebt. Auch haben in diesen Ländern alle Personen die Möglichkeit, reproduktionsmedizinische Behandlungen in Anspruch zu nehmen, da aufgrund dortiger Antidiskriminierungsgesetzgebung nicht zulässig ist, dass
Personen aufgrund ihres sozialen Status oder ihrer sexuellen Ausrichtung
benachteiligt werden. Entsprechende Regelungen gibt es in Deutschland
derzeit noch nicht.

Im Jahr 2006 wurden die Richtlinien der Bundesärztekammer (Bundesärztekammer 2006) und die des Arbeitskreises für donogene Insemination e.V. (Hammel et al. 2007) novelliert. Auch wurde eine neue Richtlinie der Europäischen Union (Richtlinie 2004/23/EG des Europäischen
Parlaments) hinsichtlich des Umgangs mit gespendetem menschlichem
Gewebe, und darunter fallen auch Ei- und Samenzellen, eingeführt. Alle
drei Richtlinien sprechen sich für eine Aufbewahrung der Unterlagen des
Spenders über mindestens 30 Jahre aus. In der Neufassung des Transplan-
tationsgesetzes ist festgelegt, dass die Daten bezüglich des Spenders mindestens 30 Jahre lang aufbewahrt werden müssen (Transplantationsgesetz
2007). Zuvor betrug diese Dokumentationsfrist lediglich 10 Jahre. Dies bedeutet, dass die Dokumente aller Kinder, die nach Einführung dieser Richtlinien gezeugt wurden, mindestens 30 Jahre aufbewahrt werden. Unzurei-
chend geklärt bleibt allerdings weiterhin die Frage, ob das Kind ein Recht
auf Kenntnis seiner Abstammung und Abstammungsdaten hat. Zwar wird
dieses Wissen als wichtiger Bestandteil des Selbstbestimmungsrechts
eines jeden Menschen geachtet, und Ärzte sind verpflichtet, die Dokumentation über mindestens 30 Jahre durchzuführen, allerdings gibt es zurzeit
keine gesetzlich Regelung, ob, wann und wie ein Kind bzw. ein Erwachsener die Identität des Spenders erfahren kann. Auch hier gehen einige Län-

der mit guten Beispielen voran. In Schweden wurde bereits 1985 ein Gesetz erlassen, die es diesen Kindern ermöglicht, die Identität des Spenders zu erfahren. Inzwischen haben Österreich, der Staat Victoria in Australien, die Niederlande, die Schweiz, England und Neuseeland ähnliche Gesetze. In einigen Länder ist es zudem üblich, dass psychosoziale Fachkräfte den Prozess des Kennenlernens der (jungen) Erwachsenen, ggf. ihrer Eltern und des Spenders vorbereiten und begleiten. Damit soll allen Beteiligten die Möglichkeit eingeräumt werden, ihre Wünsche und Hoffnungen zu klären und ein Treffen mit realistischen Erwartungen anzugehen.

Folgendes kann dazu beitragen, dass das Gespräch mit dem Rechtsanwalt oder Notar zufriedenstellend verläuft:

• Wenn Sie nicht den Rechtsanwalt/Notar (im Folgenden nur noch »Notar«) aufsuchen, der vom Arzt empfohlen wird, ist es sinnvoll nachzufragen, ob sich der von Ihnen ausgesuchte Notar im Familienrecht und vor allem im Bereich der Samenspende auskennt. Bei der Bundesrechtsanwaltskammer oder der Bundesnotarkammer erhalten Sie Information über Rechtsanwälte und Notare in Ihrer Region.
• Empfiehlt der Notar aufgrund Ihrer individuellen Situation, die vertragliche Regelung mit dem Arzt zu verändern oder zu ergänzen?
• Hält der Notar einen Ehevertrag, bzw. einen Partnerschaftsvertrag für sinnvoll?
• Ist der Notar bereit, auch für lesbische Paare oder für eine alleinstehende Frau ein Vertragswerk abzufassen, welches unter den momentanen Bedingungen größtmögliche Sicherheit bietet?
• Ist der Notar bereit, die Unterlagen über den Samenspender für das zu zeugende Kind aufzubewahren? Wenn ja, können Sie gemeinsam festlegen, wie die Dokumentation aufbewahrt wird. In der Regel hat das Kind ab Volljährigkeit die Möglichkeit, die Dokumente einzusehen. Nur in einem medizinischen Notfall kann es erforderlich sein, die Identität des Spenders früher offen zu legen

Die medizinische Behandlung und die Schwangerschaft durchleben

Manchmal passiert es, dass die erste Behandlung mit Spendersamen erfolgreich ist, aber das ist nicht die Regel. Wie bei dem Versuch, spontan ein Kind zu zeugen, sind in der Regel mehrere Monate des Versuchens bzw. mehrere Behandlungszyklen erforderlich, damit eine Schwangerschaft eintritt. Dieses Kapitel informiert über typische emotionale Belastungen während der Behandlung, inwieweit man sich Anderen gegenüber öffnen kann und die Gefühle während der Schwangerschaft.

Das emotionale Auf und Ab

Auch wenn die Spendersamenbehandlung meist als Insemination durchgeführt wird und daher körperlich weit weniger anstrengend ist als andere reproduktionsmedizinische Behandlungen, ist der medizinische Eingriff für viele eine emotionale Belastung. Wie andere Paare und Frauen, die medizinische Unterstützung benötigen, wird vor allem die Wartephase zwischen der Insemination und dem Einsetzen oder Ausbleiben der Menstruation als besonders anstrengend erlebt.

Martina: »Wir hofften beide, dass es klappen würde, aber nachdem es drei Mal nicht geklappt hat, war die Wartezeit beim vierten Mal für mich kaum noch zu ertragen. Ich achtete auf alles Zwicken im Unterleib und je näher der Tag meiner Periode kam, desto häufiger ging ich auf die Toilette. Jeder Gang auf die Toilette war mit der Angst besetzt, dass ich meine Periode bekommen habe und die Behandlung wieder umsonst war.«

Für Männer und Frauen sind fehlgeschlagene Behandlungen immer wieder mit Trauergefühlen verbunden. Viele Männer leiden auch ob der Ohnmacht, nichts dazu beitragen zu können, dass die Behandlung erfolgreich ausgeht.

Timo: »*Für mich war es auch schlimm, als es nicht klappte. Aber eigentlich war es für mich viel schlimmer, dass es meiner Frau so schlecht ging und ich wenig machen konnte. Ich konnte für sie da sein und versuchen, sie etwas aufzumuntern, aber viel mehr nicht.*«

Männer sind eher zuversichtlich, dass die medizinischen Eingriffe erfolgreich sind, Frauen tendieren dazu, vor allem die damit einhergehenden körperlichen Belastungen zu sehen. Eine der wichtigen Fragen ist daher für die Meisten, wie viel Hoffnung man sinnvoller Weise haben sollte.

Timo: »*Ich dachte einfach, wir machen eine bestimmte Anzahl von Inseminationen, dann wird es früher oder später klappen. Schließlich stimmte ja sonst alles: Der Samen des Spenders hatte optimale Qualität und bei meiner Frau war auch alles in Ordnung. Aber ich merkte, dass meine Frau immer mehr zweifelte. Nach der vierten Insemination meinte sie, dass es vielleicht gar keinen Sinn mehr hätte, weiter zu machen. Auch war ihr die Belastung zu groß. Sie musste regelmäßig zu Ultraschalluntersuchungen und dann zum Tag X zur Klinik, die die Insemination durchführte. Wir drifteten ziemlich auseinander, denn sie hatte keine Hoffnung mehr und ich dachte, mit Durchhaltevermögen werden wir schon ein Kind bekommen. Wir gönnten uns dann eine Pause und nach ein paar Monaten war meine Frau wieder bereit, nochmals zwei Inseminationen zu machen. Beim zweiten Mal wurde sie dann schwanger.*«

Achten Sie auf Ihre Bedürfnisse und tauschen Sie sich aus, wenn diese unterschiedlich sind. Bei der Verfolgung des Kinderwunsches ist es wichtig, dass sowohl eher männliche Verhaltensweisen, wie die praktische Verfolgung eines Zieles, als auch eher weibliche Reaktionen, wie eine Konzentration auf die emotionalen Aspekte, zum Zuge kommen. Planen Sie die Behandlung zu einer Zeit, die möglichst stressfrei ist und planen Sie Behandlungspausen ein, um der emotionalen Erschöpfung vorzubeugen.

In einem Punkt unterscheidet sich die Behandlung mit Spendersamen deutlich von anderen reproduktionsmedizinischen Eingriffen: Es wird nicht der Samen des Partners, sondern eines in der Regel unbekannten Spenders in den Körper der Frau eingebracht. Für manche Frauen ist es befremdend, den Samen eines fremden Mannes in sich zu wissen, und auch für den Partner kann dies ein unangenehmes oder seltsames Gefühl sein.

Martin: »Es war ganz komisch, als meine Frau nach der Insemination den Samen eines anderen Mannes in sich trug. Ich hatte das Gefühl, dass der da nicht hingehört, das war irgendwie mein Platz. Außerdem hatte ich ganz merkwürdige Phantasien. Ich versuchte mir vorzustellen, wie denn das Kind aussehen könnte, wenn meine Frau schwanger werden würde. Aber ich konnte es mir nicht vorstellen, weil ich ja nicht wusste, wie der Spender aussah.«

Auch beim Eintreten einer Schwangerschaft sind solche Reaktionen nicht selten, immerhin trägt die Frau dann tatsächlich das Kind eines ihr unbekannten Mannes in sich. Wenn dies für Sie unerwarteterweise doch schwieriger ist als Sie zunächst vermutet hatten, können Sie auch zu diesem Zeitpunkt das Gespräch mit dem Arzt suchen und fragen, ob er Ihnen etwas über den Spender mitteilen kann. Darüber hinaus können Sie die folgenden Punkte mit dem Arzt klären:

• Stellen Sie sicher, dass Sie das medizinische Vorgehen verstehen und dass Sie auch Änderungen in der Behandlung nachvollziehen können; dies kann dem Gefühl der Ohnmacht entgegenwirken. Manchmal kann es sinnvoll sein, zunächst eine Behandlung ohne hormonelle Stimulation durchzuführen, doch wenn sich keine Schwangerschaft einstellt, kann eine Stimulation und die Auslösung des Eisprungs in Erwägung gezogen werden.

• Wenn innerhalb von vier bis sechs Behandlungen keine Schwangerschaft eintritt, kann es sinnvoll sein, die Fruchtbarkeit der Wunschmutter untersuchen zu lassen. Unter Umständen kann die Samenspende auch im Rahmen einer IVF durchgeführt werden.

• Achten Sie darauf, dass Sie die Behandlung zu einer Zeit planen, die für Sie möglichst stressfrei ist. Planen Sie nicht Ihr Leben um die Behandlung, sondern die Behandlung um Ihr Leben und planen Sie Pausen ein, um sich zu regenerieren.

• Überlegen Sie, ob es hilfreich wäre, sog. »nicht-identifizierbare« Informationen (Alter, Körpergröße, Haarfarbe, beruflicher Hintergrund etc.) über den Spender zu erhalten oder ob es für Sie wichtig ist, einen Spender aus einer Vorauswahl selbst auszusuchen. Sprechen Sie dies mit dem Arzt am besten vor Behandlungsbeginn durch. Sollte sich Ihre Einstellung hierzu ändern, können Sie dies auch im Laufe der Behandlung nochmals ansprechen.

Die Möglichkeiten der modernen Reproduktionsmedizin haben zu interessanten Entwicklungen geführt. Eine davon ist die Tatsache, dass die Anwesenheit eines Mannes bei der Zeugung seines Kindes eigentlich nicht mehr erforderlich ist. Bei einer IVF oder ICSI könnte er nach dem Abgeben seines Spermas die Klinik verlassen und manchmal ist er dazu tatsächlich nicht anwesend, weil z. b. tief gefrorenes Sperma verwendet wird oder aus medizinischen Gründen seine Anwesenheit nicht möglich ist. Auch bei der Samenspende hat die An- oder Abwesenheit des Partners grundsätzlich keinen Einfluss auf das ärztliche Vorgehen. Diese technische Möglichkeit, ein Kind ohne die Anwesenheit des Vaters zu zeugen, und die Haltung mancher Ärzte, die signalisieren, dass die Anwesenheit des Mannes nicht erforderlich oder sogar unwillkommen ist, können dazu führen, dass Sie sich als Mann in der Tat als überflüssig und von der Behandlung ausgeschlossen fühlen.

Rudi: »*Von Anfang an fühlte ich mich entsetzt darüber, dass wir die Kontrolle über etwas verloren hatten, was eigentlich ein natürliches Geschehen war. Der ganze Vorgang schien so kalt, klinisch und negativ. Meine Frau wurde auf das Krankenhausbett gelegt und mir wurde gesagt, ich solle das Zimmer verlassen, als die Ärzte die Insemination durchführten. Während der ersten Inseminationen hielt ich mich daran, dann bat ich den Arzt, bei der Insemination anwesend sein zu können. Nach etwas Diskussion ließ er es zu. Außerdem entwickelten meine Frau und ich nach der Insemination ein kleines Ritual, das für uns sehr wichtig wurde: Wir nahmen uns die Zeit und gingen nachhause und verbrachten ein paar schöne Stunden miteinander. Manchmal schliefen wir miteinander, manchmal saßen wir einfach nur im Wohnzimmer und dachten laut darüber nach, wie es vielleicht mit einem Kind sein könnte. Im Rückblick war dies eine sehr schöne Zeit, trotz der ganzen Belastung durch die Behandlung.*«

Für viele Männer ist es wichtig, dass sie die Behandlung so gut wie möglich mit ihrer Partnerin gemeinsam gestalten, sodass auch sie aktiv in die Familiengründung einbezogen sind. Die folgenden Anregungen können dazu beitragen, dass Sie als Paar und als Frau die Behandlung gut überstehen:

- Versuchen Sie, Arzttermine möglichst gemeinsam wahrzunehmen.
- Sprechen Sie als Mann offen beim Arzt an, wenn Sie bei Untersuchungen oder der Insemination anwesend sein möchten.
- Auch wenn Sie als Mann in der Tat körperlich weniger in die medizinische Behandlung involviert sind, können Sie Ihre Partnerin unterstüt-

zen. Sprechen Sie als Paar darüber, wie eine solche Unterstützung aussehen kann. Vielleicht sind es Dinge, die weniger die Behandlung selbst betreffen, sondern eher Ihren Alltag.

- Kleine Rituale nach der Insemination können dazu beitragen, diesen medizinischen Eingriff und die mögliche Zeugung Ihres Kindes zu würdigen. Überlegen Sie gemeinsam, was Ihnen Freude bereiten würde und wie Sie dies umsetzen können.
- Genießen Sie Ihr (noch) kinderloses Leben – es könnte schneller vorbei sein, als Sie denken.

Es kann vorkommen, dass sich Paare nach einer ersten Insemination gegen weitere Behandlungen entscheiden oder, in sehr seltenen Fällen, nach Eintritt einer Schwangerschaft den Abbruch der Schwangerschaft erwägen. Meist beruhen solche Änderungen in der Haltung zur Spendersamenbehandlung darauf, dass im Nachhinein schwerwiegende Bedenken aufkommen. Zwar ist niemand davor gefeit, dass bestimmte Umstände zu einer Änderung der eigenen Einstellung führen, und man erst im Nachhinein feststellt, dass die getroffene Entscheidung nicht die Richtige war. Allerdings können eine Beratung und eine ausführliche Auseinandersetzung mit dem Für und Wider der Spendersamenbehandlung viel dazu beitragen, dass einmal getroffene Entscheidungen nicht revidiert werden müssen.

Mit anderen über die Samenspende sprechen

Eine der schwierigen Fragen in dieser Phase ist die, ob man mit anderen darüber sprechen kann, dass man eine Spendersamenbehandlung durchführt. Das grundsätzliche Verheimlichen der medizinischen Behandlung mit Spendersamen mag zunächst verlockend sein, denn man vermeidet eine mögliche Ablehnung und Gefühle von Scham und Unsicherheit.

Tamara: »*Wir hatten mit einigen Freunden über unseren unerfüllten Kinderwunsch gesprochen und natürlich auch darüber nachgedacht, ob wir auch über die Behandlung mit Spendersamen offen sprechen sollen. Eigentlich wäre es für uns eine große Entlastung gewesen, darüber sprechen zu können, aber wir haben uns erst einmal dagegen entschieden, weil wir Angst hatten, dass unsere Freunde das vielleicht ablehnen.*«

Da die Samenspende nicht nur bei uns in Deutschland, sondern in vielen Ländern so lange geächtet und deswegen geheim gehalten wurde, sind solche Ängste auch verständlich. Von vielen Paaren weiß ich allerdings, dass die Behandlung mit Angst, innerer Anspannung und Beklommenheit verbunden sein kann. Immerhin muss man dann vorsichtig sein und darf keinerlei Andeutungen machen, die dazu führen könnten, dass andere etwas vermuten.

Sabine: »*Das Verschweigen der Behandlung war eine andauernde Belastung für mich. Der Kinderwunsch war innerlich für mich ein Dauerthema, mit dem ich morgens aufwachte und abends zu Bett ging, aber ich musste immer aufpassen, dass ich mich nicht versprach, dass andere nicht irgendetwas spürten. Das kostete mich sehr viel Kraft und ich fühlte mich zeitweise einfach ausgelaugt.*«

Vor allem während der Behandlung ist es wichtig, dass man viel Energie und Durchhaltevermögen hat. Man sollte daher darauf achten, dass man, soweit möglich, zusätzliche Stressfaktoren abbaut und dass man sich eine Art »soziales Sicherheitsnetz« knüpft, damit man mit Menschen, denen man vertraut, über die Behandlung sprechen kann, damit man sich nicht alleine und isoliert fühlt und damit man von guten Freunden aufgefangen wird.

In den letzten Jahren haben immer mehr Paare den Mut gehabt, mit Freunden und Familienangehörigen offen über ihre Bemühungen zu sprechen, mit der Samenspende ein Kind zu zeugen. Viele, heterosexuelle, lesbische Paare und gleichermaßen alleinstehende Frauen, berichten, dass es sie zunächst viel Überwindung gekostet hat, aber dass sie positive Erfahrungen machen konnten.

Axel: »*Wir waren ganz schön nervös und hatten Angst, über die Spendersamenbehandlung zu sprechen. Deshalb haben wir das Gespräch auch immer wieder herausgezögert und uns gesagt, dass die Gesprächssituation einfach nicht geeignet war. Irgendwann, als uns dann klar wurde, dass die Gesprächssituation vielleicht nie optimal sein würde, habe wir unseren ganzen Mut zusammengenommen und uns unseren besten Freunden anvertraut. Die haben ganz anders reagiert als erwartet. Sie fanden die Samenspende eine gute Idee, hatten selbst schon davon gehört und überlegt, ob sie uns das vorschlagen sollten.*«

Monika: »Ich wusste nicht, wie meine Eltern darauf reagieren würden, als ich ihnen mitteilte, dass ich meinen Kinderwunsch alleine, also ohne Mann, umsetzen wollte. Daher hatte ich große Bedenken vor dem Gespräch. Aber ich wollte auch offen und ehrlich mit ihnen sprechen und einen so wichtigen Teil meines Lebens mit ihnen teilen. Sie reagierten viel offener als ich erwartet hatte und freuten sich sogar ein bisschen. Vor allem konnten sie nachvollziehen, dass ich wegen meines Alters einfach nicht mehr auf den ›Mr. Right‹ warten konnte. Sonst wäre ich nämlich schlichtweg zu alt, um noch schwanger zu werden.«

In fast allen Fällen berichten mir Paare, dass die Reaktionen von Freunden und Bekannten überraschenderweise neutral oder sogar positiv waren. Manche machten sogar die Erfahrung, dass Freunde und Bekannte über die Samenspende informiert waren, sich aber ihrerseits nicht trauten, dies vorzuschlagen. Meist war es jedoch so, dass Außenstehende wenig über reproduktionsmedizinische Möglichkeiten und die Samenspende wussten und deshalb viele Fragen hatten.

Simon: »Ich war erstaunt, wie positiv mein Freund reagierte, als ich ihm von der Samenspende erzählte. Er hatte noch nie etwas von dieser Möglichkeit gehört, war aber sehr offen und wollte alles wissen, wo denn die Spender herkommen, wie die Behandlung gemacht wird, was das Ganze kostet und so weiter. Ich habe ihm alles erzählt was ich wusste und war danach immens erleichtert, dass ich nun eine Person hatte, mit der ich drüber sprechen konnte.«

Auch ist in der Öffentlichkeit noch nicht viel darüber bekannt, dass auch lesbische Paare ihren Kinderwunsch zunehmend mit einer Samenspende umsetzen.

Katrin: »Meine Frau und ich, wir waren sehr nervös, als wir mit meinen Eltern sprachen. Sie sind schon recht alt und haben eher traditionelle Vorstellungen. Dass ich in einer lesbischen Ehe lebe, war für sie schon schwierig. Aber uns war es wichtig, dass sie später eine gute Beziehung zum Kind aufbauen können und daher suchten wir das Gespräch. Sie waren zunächst wohl sehr überrascht und stellten viele Fragen. Nach und nach – wir sprachen immer wieder mit ihnen – legte sich ihre Skepsis und sie fingen sogar an, sich ein bisschen auf ein Enkelkind zu freuen.«

In der Regel ist es für Frauen wichtiger, mit Freunden, bzw. Freundinnen über ihre Gefühle und Ängste zu sprechen. Vor allem während der medizinischen Behandlung kann es auch für die Beziehung eine große Entlastung sein, wenn man über die Anspannung und Ängste, über das Hoffen und Bangen, nicht nur miteinander, sondern mit einer unbeteiligten, aber nahestehenden Person offen sprechen und sich anvertrauen kann.

Martina: »Ich sprach mit meiner Freundin über die Spendersamenbehandlung, weil ich einfach jemanden brauchte, der mich auffing und für mich da war. Ich war sehr nervös und stotterte erst etwas hilflos herum, aber sie sagte dann, dass sie es gut findet, dass wir etwas unternehmen, damit unser Kinderwunsch in Erfüllung geht. Ich war sehr froh, dass ich mich ihr schon ziemlich am Anfang der Behandlung anvertraut hatte, denn mit ihr konnte ich immer über alles reden und das war eine große Entlastung. Ich hatte jemanden, der mich voll und ganz verstand und der vor allem immer da war, um mir zuzuhören. Zwar war mein Mann natürlich auch immer für mich da, aber es war etwas anderes, wenn eben eine Frau nachhakt und einen verstehen möchte und nicht nur praktische Vorschläge macht.«

Mit den Eltern über die Samenspende zu sprechen, vor allem mit den Eltern des Mannes, empfinden viele noch etwas schwieriger. Die Eltern des Mannes sind, im Gegensatz zu den Eltern der Frau, nach einer Samenspende nicht die biologischen Großeltern. Hier spielt vor allem die Angst, ob diese Großeltern das Kind genau so lieben werden, eine Rolle. In manchen Fällen sind die Eltern nicht über die Unfruchtbarkeit ihres Sohnes informiert; dann kommt die Ungewissheit hinzu, wie auch dies aufgenommen wird.

Arne: »Wir haben uns große Sorgen gemacht, wie denn meine Eltern reagieren, wenn wir ihnen sagen, dass ich wegen des Hodenhochstands keine Kinder zeugen kann. Vielleicht hätte sich meine Mutter Vorwürfe gemacht und das wollte ich vermeiden. Ich weiß, dass man damals einfach anders damit umgegangen ist und meine Eltern nichts dafür können, dass ich keine Kinder zeugen kann. Auch hatten wir Bedenken, ob sie denn ein Kind, das nicht von mir abstammt, genau so lieben würden, als wenn es meins wäre. Dann haben wir es doch geschafft und es ihnen erzählt. Wir waren sehr erleichtert, dass sie zwar traurig über die Unfruchtbarkeit waren, aber sie unsere Entscheidung zur Samenspende gut hießen.«

Allerdings kann niemand vorhersagen, wie die Reaktionen anderer ausfallen, und es gibt auch ablehnende Haltungen.

Daniel: »*Meine Eltern waren entsetzt, als wir ihnen von der Samenspende erzählten. Sie fanden das Ganze abstrus und meinten, ich wäre doch dann gar nicht der Vater des Kindes. Für uns war es zunächst sehr schwer, mit meinen Eltern wieder ins Gespräch zu kommen. Wir befürchteten, dass sie immer wieder versuchen würden, uns die Samenspende auszureden. Aber sie sprachen nicht mehr davon und wir schnitten das Thema auch nicht mehr an. Manchmal ist dieses Schweigen fast schwieriger als die hitzige Diskussion, die wir hatten. Im Moment ruht das Thema zwischen uns einfach und wir warten ab, wie sich die Situation entwickelt, wenn wir ein Kind haben.*«

Manchmal sind solche negativen Reaktionen darauf zurückzuführen, dass Außenstehende wenig über die Samenspende wissen. In diesen Fällen kann es hilfreich sein, dass Sie über Ihren eigenen Entscheidungsprozess berichten; immerhin war die Samenspende wahrscheinlich auch für Sie selbst nicht die erste Wahl und es hat Zeit gedauert, bis Sie sie für sich als gute Möglichkeit ansehen konnten, ein Kind zu bekommen. Allerdings gibt es Menschen, die die Samenspende grundsätzlich aus moralischen oder religiösen Gründen ablehnen und auch nicht bereit sind, sich damit auseinanderzusetzen. Je sicherer Sie sich selbst Ihrer Entscheidung zur Samenspende sind, desto einfacher ist es, auch andere Einstellungen zu respektieren. Manchmal lassen sich Haltungen nicht oder erst zu einem späteren Zeitpunkt diskutieren. Häufig habe ich erfahren, dass sich eine solche Einstellung mit der Geburt des Kindes ändert. Wenn Sie allerdings vermuten, dass das Wissen über die Spendersamenbehandlung zu deutlichen Benachteiligungen oder zu Ablehnung von Enkelkindern führen könnte, ist es verständlich, über ein offenes Gespräch mit den potenziellen Großeltern gut nachzudenken.

In den von mir durchgeführten Informationsseminaren höre ich immer wieder, dass der Austausch mit Anderen in der gleichen Situation gut tut und eine große Entlastung bedeutet. Für viele ist es das erste Mal, dass sie mit anderen über die Samenspende sprechen, was dazu führt, dass sich das Gefühl der Isolation verringert. Für fast alle ist es erfrischend normalisierend, dass viele Bedenken und Vorbehalte, gerade was das Thema »Sprechen mit Außenstehenden« betrifft, von anderen geteilt werden. Letztendlich ist der Austausch untereinander und die Unterstützung, die sich die Teilnehmer während und oft auch noch lange nach Abschluss der Seminare geben, genau so wichtig wie die Informationen, die sie während des Seminars erhalten.

Markus: »*Es war ein gutes Gefühl zu wissen, dass man mit dem Thema nicht alleine ist und dass es den anderen ganz genau so ergeht. Die anderen hatten die gleichen Ängste und Fragen und bei vielen Dingen haben wir alle einfach nur genickt, weil alle die gleichen Erfahrungen gemacht hatten. Ich habe mich sehr aufgehoben gefühlt in dieser Gruppe. Dazu kam, dass wir auch nach dem Seminar in Kontakt blieben und wir weitere Treffen vereinbarten. Wir hatten damit Weggefährten gefunden, die sich gegenseitig unterstützten und für einander da waren. Fast alle von unserem Seminar haben nach wie vor Kontakt zueinander und viele haben mittlerweile Kinder. Wir wissen genau, dass die anderen nach wie vor für uns da sind, wenn wir uns aussprechen wollen oder Fragen haben.*«

Die folgenden Anregungen können helfen, Gespräche mit Freunden und Verwandten möglichst konstruktiv zu führen:

- Es ist wichtig, dass Sie sich als Paar einig darüber sind, mit wem Sie über die Samenspende sprechen. Vermeiden Sie, sich gegenseitig zu verletzen, indem Sie sich anderen anvertrauen, ohne dies untereinander abgeklärt zu haben.
- Bedenken Sie, dass die Themen »Reproduktionsmedizin«, »Unfruchtbarkeit« und »Spendersamenbehandlung« für die meisten Menschen unbekanntes Terrain sind und sie wenig oder nichts darüber wissen. Manche Menschen neigen dazu, auf ihnen unbekannte Themen zunächst reserviert zu reagieren. Sie selbst sind sozusagen der »Experte«, denn Sie befassen sich schon eine geraume Zeit mit diesen Themen und haben sich Wissen angeeignet. Für Sie sind diese Themen nicht mehr neu. Signalisieren Sie Freunden und Verwandten, dass sie jederzeit mit Fragen auf Sie zukommen können.

Hilfreich sind Sätze wie »*Was wir euch sagen möchten, ist für euch wahrscheinlich ein ganz neues Thema, über das ihr wenig wisst. Ihr habt ja bemerkt, dass wir immer noch kein Kind haben und wir möchten euch gerne von unserem Kinderwunsch erzählen. Ihr könnt uns gerne Fragen dazu stellen, denn bestimmt ist euch das Eine oder Andere ganz unbekannt.*«

Wenn Sie eine reservierte Reaktion hören, sollten Sie diese zunächst würdigen: »*Wir merken, dass ihr Vorbehalte habt und das können wir gut verstehen. Uns ging es ähnlich, als wir das erste Mal von der Samenspende hörten. Wir konnten uns das zunächst auch nicht vorstellen.*« Danach ist es hilfreich, den eigenen Entscheidungsprozess und die eigenen Gründe zu beschreiben, die vielleicht zunächst gegen eine Samenspende sprachen. Dann kann man darlegen, weshalb man sich letztendlich dazu entschieden hat.

Auch eine ablehnende Reaktion sollte zunächst akzeptiert werden: »*Wir merken, dass ihr unsere Entscheidung zur Samenspende nicht nachvollziehen könnt und ihr die Behandlung vielleicht sogar ablehnt. Das ist schade, aber wir haben uns dafür entschieden. Wir sprechen gerne mit euch darüber, auch wenn ihr eine andere Einstellung habt.*« Dann kann man die Hoffnung ausdrücken, dass sich die Einstellung vielleicht durch die Gespräche ändert: »*Vielleicht könnt ihr unsere Entscheidung besser verstehen, wenn wir zu einem späteren Zeitpunkt nochmals darüber sprechen.*«

In manchen Fällen, insbesondere bei den zukünftigen Großeltern, kann es wichtig sein, dass die Entscheidung zur DI auch dann akzeptiert wird, wenn sie vielleicht nicht nachvollzogen werden kann: »*Auch wenn ihr vielleicht eine andere Entscheidung treffen würdet und eine Spendersamenbehandlung für euch selbst nicht in Frage käme, wünschen wir uns, dass ihr unsere Entscheidung annehmen könnt und uns unterstützt. Eure Unterstützung und die Akzeptanz unserer Entscheidung ist für uns sehr wichtig, denn ihr seid unsere Eltern und – wenn es klappt – die Großeltern des Kindes.*«

Gefühle während der Schwangerschaft

Der Eintritt einer Schwangerschaft ist für fast alle mit viel Freude und vor allem Erleichterung verbunden. Gleichzeitig bedeutet das Eintreten einer Schwangerschaft, dass eine große Veränderung ansteht: Aus einem Paar werden Eltern, die gemeinsame Verantwortung für ein Kind tragen werden. Bedenken, ob man dies auch gut schaffen wird, sind nicht ungewöhnlich. Bei einer Schwangerschaft nach einer Samenspende sind diese Gefühle fast immer vermischt mit all den anderen Bedenken, die man hinsichtlich der Samenspende hatte. Immerhin sind jetzt Fakten geschaffen und alle Fragen, die bislang theoretischer Natur waren, stehen nun konkret zur Beantwortung an.

Simone: »Als ich dann schwanger wurde, war mir klar, dass es kein Zurück mehr gibt. Ich hatte das Gefühl, dass wir uns die ganze Zeit zwar viel mit dem

Thema auseinander gesetzt hatten, aber jetzt war es anders. Jetzt hatten wir nicht mehr den Luxus, abstrakt zu diskutieren und zu analysieren, sondern mussten ganz konkret überlegen, wie wir mit bestimmten Themen umgehen werden.«

Auch das befremdliche Gefühl, dass Sie möglicherweise nach der Insemination hatten, kann sich auf die Schwangerschaft verlagern: Es kann schwer fassbar sein, ein Kind auszutragen, dessen biologische Herkunft nur zur Hälfte bekannt ist.

Tina: »Es war für mich am Anfang kaum ertragbar, mir das Kind vorzustellen. Entweder war es eine ganz schlimme Fantasie oder eine ganz tolle, aber nichts im normalen Bereich. Erst habe ich versucht, diese Gedanken nicht zuzulassen und mich abzulenken, wenn sie hoch kamen. Aber ich merkte, dass sie zu stark waren und sich nicht verdrängen ließen. Dann habe ich erst mit meinem Mann und dann mit einer guten Freundin gesprochen. Es tat gut, einfach nur meine Fantasien mitzuteilen. Mein Mann sagte spontan, dass es ihm ähnlich ging und mit ihm konnte ich diese Fantasien teilen. Meine Freundin hörte mir einfach zu und nahm mir damit etwas von diesen schlimmen Fantasien.«

Andere sind unsicher, ob der ungleiche Elternstatus langfristig nicht doch problematisch werden könnte.

Martin: »Als meine Frau schwanger wurde, stellte ich mir wieder die Frage, ob ich denn das Kind wirklich so lieben werde wie ein eigenes Kind. Jetzt war es aber keine theoretische Frage mehr. Ich machte mir große Sorgen deswegen und erst als ich mit meiner Frau drüber sprach und sie meinte, dass sie selbst deswegen gar keine Bedenken hätte, ging es mir etwas besser. Im Laufe der Schwangerschaft hatte ich auch viel Zeit, um mich auf unser Kind einzulassen. Ich ging zu allen Vorsorgeterminen mit, weil es mir wichtig war, so viel wie möglich bereits jetzt als Vater einbezogen zu sein.«

Julia: »Ich überlegte immer wieder, ob ich mich als richtige Mutter fühlen würde und ob auch das Kind mich als Mutter akzeptieren würde. Denn meine Partnerin trug das Kind aus, und von ihr stammte die Eizelle ab. Das verunsicherte mich und ich sprach mit einigen anderen lesbischen Eltern. Sie bestätigten, was ich eigentlich gehofft hatte, nämlich dass die Kinder beide Mütter akzeptieren und ich mir diese Sorgen gar nicht machen bräuchte.«

Die Frage, wie andere damit umgehen, dass Sie jetzt tatsächlich ein Kind mithilfe einer Samenspende bekommen, ob beispielsweise die Großeltern väterlicherseits bzw. die Eltern der sozialen Mutter bei lesbischen Paaren das Kind wirklich nicht ablehnen werden oder Sie als Vater bzw. Co-Mutter das Kind tatsächlich in Ihr Herz schließen können, werden unter Umständen drängend und können nochmals Unsicherheiten auslösen. Nehmen Sie diese Gelegenheit wahr, um sich mit den Themen und Fragestellungen jetzt nochmals, sozusagen unter realen Bedingungen, auseinanderzusetzen. Wenn man Bedenken oder Ängste ignoriert, nehmen sie im Unbewussten vielleicht mehr Platz ein, als ihnen zusteht, oder es kann zu abwehrenden Reaktionen führen, die Kraft zu emotionaler Bewältigung benötigen. Für die eigene seelische Gesundheit und für eine stabile Familie ist es jedoch wichtig, dass man offene Fragen für sich klärt und Schwierigkeiten aktiv angeht:

- Nehmen Sie alle Ihre inneren Stimmen wahr, die positiven, die skeptischen, die vorsichtigen und die ängstlichen: Wie geht es Ihnen jetzt mit der Spendersamenbehandlung und mit der eingetretenen Schwangerschaft? Haben sich Ihre Gefühle verändert? Was bedeutet für Sie die jetzt eingetretene Schwangerschaft nach der Samenspende? Wie denken Sie über das Kind? Wie denken Sie über den Spender?

- Auf manche dieser Fragen gibt es sowohl einfache und positive als auch schwierige und negative Antworten. Es kann wichtiger sein, sich die Freiheit zu nehmen, solche Fragen überhaupt zuzulassen, als immer darauf eine konkrete und eindeutige Antwort zu wissen.

- Wenn Sie sich überwältigt fühlen und sich innerlich im Kreise drehen und auch Gespräche mit Ihrer Partnerin/Ihrem Partner nicht weiterhelfen, nehmen Sie Unterstützung an, entweder im Austausch mit anderen oder im Rahmen einer Beratung.

Das Leben als Familie

Viele, die sich mit der Samenspende auseinandersetzen, möchten wissen, wie es den Eltern und vor allem den Kindern in diesen Familien geht, welche Themen im Alltag mit dem Kind entstehen und vor allem, ob die Zeugungsart sich auf die Entwicklung der Kinder auswirken kann. Bis vor rund 15 Jahren gab es hierzu kaum Erkenntnisse, denn die Geheimhaltung hatte dazu geführt, dass Familien nicht über ihre Situation sprachen und dass deswegen kaum wissenschaftliche Forschung durchgeführt werden konnte. Inzwischen haben immer mehr Eltern den Mut, offen mit dieser Form der Familienbildung umzugehen, ihre Kinder aufzuklären und über ihre Erfahrungen zu berichten entweder in der Form, dass sie als Mitglied eines Zusammenschlusses von Familien nach Samenspende (bzw. im Ausland Eizell- und Embryonenspende) andere an ihren Erfahrungen teilhaben lassen oder dass sie sich bereit erklären, sich im Rahmen wissenschaftlicher Forschungsprojekte oder Medienberichte befragen zu lassen.

Dieses Kapitel geht zunächst darauf ein, welche Bedeutung die unterschiedliche Elternschaft im Familienalltag hat und wie Eltern damit umgehen können. Im Anschluss wird auf die Entwicklung von Kindern eingegangen und die Bedeutung des Vaters und des Spenders aus Sicht des Kindes beschrieben.

Elternschaft nach Samenspende

Familien nach Samenspende sind einer der wenigen Familientypen, in denen soziale und biologische Elternschaft zusammenkommen. In anderen Familien, in denen das Kind nicht von beiden Eltern abstammt, hat das Kind entweder wenig oder keinen Kontakt mehr zu den leiblichen Eltern (bei Adoptivfamilien) oder es gibt einen Elternteil, häufig den Vater, der das Kind gezeugt hat und weiterhin seine Elternrolle pflegt (in Stief- oder Patchworkfamilien nach Trennung oder Scheidung der Eltern). Aufgrund des Zusammenkommens von biologischer und sozialer Elternschaft beschreiben einige die Samenspende auch als eine Art »Halbadoption«.

Andrea: »Irgendwie ist die Samenspende eine halbe Adoption, denn wir adoptieren sozusagen den Teil, der vom Samenspender kommt.«

Nur Familien nach Eizellspende haben eine ähnliche Zusammensetzung, denn hier kommt auch ein Teil, die Eizelle, von einer Frau, die nicht die Mutter des Kindes sein wird. Es kann verwirrend sein, sich eine solche Familienkonstellation vorzustellen, vor allem, wenn man nur wenige Beispiele von Familien kennt, die nicht der üblichen Norm entsprechen.

Christine: »Als wir über die Samenspende nachdachten, war es für mich ein merkwürdiges Gefühl, dass das Kind zwar von mir, aber nicht von meinem Mann biologisch abstammen würde. Ich habe lange darüber nachgedacht, ob das nicht unfair wäre. Wir haben viel diskutiert, weil mein Mann der Meinung war, dass es besser ist, wenn zumindest einer von uns mit dem Kind biologisch verbunden wäre als keiner. Ihm schien das wenig auszumachen.«

Nicht selten ist diese ungleiche Situation zwischen den Eltern der Grund für viele Diskussionen. Oft kann sich zunächst ein Partner besser darauf einlassen und der andere hat zahlreiche Bedenken und manchmal ist es so, dass sich diese Positionen nach einiger Zeit umkehren.

Andreas: »Wir haben viel darüber nachgedacht, wie wir denn damit umgehen würden, dass einer mit dem Kind verwandt ist, der andere nicht. Ich konnte es mir am Anfang gut vorstellen und wollte meine Frau überzeugen. Als sie jedoch sagte, gut, dann fangen wir mit der Behandlung an, wurde ich skeptisch. Auf einmal traute ich es mir doch nicht mehr zu. Vielleicht weil es dann konkret wurde und ich doch Bedenken hatte, ob ich mich als vollwertiger Elternteil ansehen würde, obwohl ich mit dem Kind nicht biologisch verwandt wäre.«

Viele befürchten, dass in einer Familie nach Samenspende der soziale Vater aufgrund seines sozialen Status eine geringere Bedeutung hat als der Samespender als biologischer Erzeuger. Dies beruht auf unserem inneren Bild von »Familie«: Traditionell wird eine Familie als eine Einheit von Eltern und Kindern wahrgenommen, in der das Kind mit beiden Elternteilen biologisch verwandt ist. Dazu passen Sprichwörter wie »Blut ist dicker als Wasser« oder »die Stimme des Bluts lässt sich nicht verleugnen«. Diese

Bilder dienen als innere Orientierung, an der wir andere Familientypen messen. Wenn Elternteile »nur« eine soziale Bindung vorweisen können – so häufig die intuitive Reaktion –, dann wird befürchtet, dass die Beziehung zwischen diesem Elternteil und dem Kind weniger stabil ist. Gleichzeitig wird vermutet, dass der Erzeuger des Kindes, hier der Samenspender, die Rolle des »eigentlichen« oder »biologischen« Vaters einnimmt.

Timo: »Der Gedanke, dass es außer mir noch den Mann gibt, der das Kind gezeugt hat, war mir sehr unangenehm. Eigentlich dachte ich, dass der Spender doch der richtige Vater ist, eben weil er der Erzeuger ist. Und wenn dies der Fall ist, dann bin ich nur eine Nebensache, eine ganz unwichtige Person.«

Der Schritt, den Spender als Konkurrenten des Vaters zu erachten, ist dann nicht mehr groß.

Jutta: »Am Anfang tat mir mein Mann leid. Er wollte so gerne ein Kind mit mir zeugen und dann ging es nicht. Als wir dann von der Samenspende erfuhren, fragte ich mich, wie mein Mann das wohl verkraften würde, dass ein anderer Mann sozusagen seine Rolle als Erzeuger übernimmt. In meinen Augen war der Spender ein Konkurrent, und gleichzeitig konnte mein Mann gar nicht mit ihm konkurrieren, weil er ja keinen Samen hatte. Als ich mit meinem Mann darüber sprach, sagte er auch, es sei ein komisches Gefühl, dass ein anderer Mann ihn sozusagen im Zeugungsakt ersetzte.«

Für manche Paare ist der ungleiche elterliche Status und das Empfinden des Spenders als Konkurrent ein Grund, sich gegen die Samenspende zu entscheiden und die Adoption eines Kindes anzustreben; nach einer Adoption haben beide Elternteile den gleichen Status. Andere versuchen, einen Umgang damit zu finden, meist, indem sie innere Bilder oder Szenarien entwickeln, die ihnen helfen, das traditionelle Familienbild herauszufordern und die Rolle des Vaters und des Spenders differenzierter zu sehen.

Martin: »Wir haben viel darüber diskutiert, was dieser Unterschied [im elterlichen Status] denn für uns bedeutet. Letztendlich sind wir immer wieder an den Punkt gekommen, dass es ganz viele Familien gibt, die anders sind und denen es trotzdem gut geht. In unserem Freundeskreis gibt es einige Eltern, die sich getrennt haben und in neuen Beziehungen zusammenleben. Da geht es auch nicht immer rund, es gab und gibt bei einigen immer wieder Diskussionen und Schwierigkeiten. Auf diesem Hintergrund ist eine Samenspende doch zumindest offener und ehrlicher, da wir beide eingewilligt haben und wissen, auf was wir uns einlassen.«

Ute:»Im Vergleich zu anderen Paaren, die einfach schwanger werden und wenig darüber nachdenken, wie sie denn als Familie leben, haben wir den Vorteil, dass wir uns ganz genau überlegt haben, auf was wir uns einlassen. Zwar ist es vielleicht ein bisschen schwieriger und bestimmt ungewöhnlicher, eine Samenspende zu machen, aber wir haben uns bewusst dafür entschieden und die Schwangerschaft war kein Unfall, der einfach passiert ist. Wie wir als Eltern damit langfristig umgehen, das wissen wir noch nicht genau. Aber ich denke, wenn wir genauso offen über alles reden, wie wir es bisher getan haben, dann wird es gut gehen, auch wenn es vielleicht nicht immer einfach sein wird.«

Tina:»Ich hatte schon Angst, ob mein Mann sich als Vater fühlen würde. Dann haben wir darüber gesprochen, und er sagte mir einfach, dass er natürlich der Vater des Kindes wäre. Und ich konnte seinen Grund sehr gut nachvollziehen. Er sagte einfach, dass ohne seine Entscheidung, sich auf die Samenspende einzulassen, unser Sohn gar nicht geboren worden wäre. Ohne sein Dazutun gäbe es ihn schlichtweg nicht. Und deshalb vertrat er die Haltung, dass er unseren Sohn zwar nicht körperlich, aber sozusagen geistig gezeugt hat. Und das schien mir sehr logisch und dieses Bild gefiel mir auch sehr gut.«

Stefan:»Als Mann bin ich zwar nicht der Erzeuger im herkömmlichen Sinne, aber im übertragenen Sinne schon. Ohne mich, ohne meine Einwilligung in die Behandlung hätte es unser Kind nicht gegeben. Daher empfinde ich mich als ›Erzeuger‹ im übertragenen Sinne und das hilft mir, meine Position zu klären. Dazu kommt, dass der Arzt zugelassen hat, dass ich bei der Insemination den entscheidenden Handgriff tat – ich drückte auf das Inseminationsbesteck, damit der Samen in die Scheide meiner Frau eingeführt wurde. Ich habe also auch in diesem Sinne mein Kind ›gezeugt‹ und einen ganz wichtigen und aktiven Part gehabt. Das hat mir sehr geholfen, mich als gleichwertigen Elternteil zu sehen.«

Markus:»Ich habe lange überlegt, was für eine Art Vater ich denn dann bin, denn der Erzeuger bin ich natürlich nicht. Und dann ist mir eingefallen, dass der Pfarrer zu unserer Hochzeit gesagt hat, dass die Basis der Ehe und der Familie Liebe und Respekt sind. Und da ich mir sicher bin, dass ich mein Kind lie-

*ben werde, war ich mir dann auch sicher, dass ich ein richtiger Vater sein werde,
auch wenn ich nicht der Erzeuger bin. Außerdem ist mir noch der Spruch eines
Freundes eingefallen: ›Zum Erzeugen braucht man 5 Minuten, zum Vater sein
ein ganzes Leben‹. In diesem Sinne möchte ich Vater, nicht Erzeuger, werden.«*

Für andere ist es hilfreich zu sehen, wie Familien nach Samenspende im
Alltag mit dem unterschiedlichen Elternstatus zurecht kommen.

*Timo: »Es hat eine ganze Weile gedauert, bis ich mich als Vater sehen konnte.
Mir hat es in der IDI-Gruppe[2] gut getan zu sehen, wie andere Väter nach DI mit
ihren Kindern umgehen. Sie schienen sich einfach als Väter zu fühlen und ich
merkte keinen Unterschied zu anderen Vätern. Die Väter in dieser Gruppe waren große Vorbilder für mich und bestärkten mich, dass auch ich mich als Vater sehen konnte, auch wenn es nicht mein Samen war, der zur Zeugung unserer Tochter geführt hat.«*

Diese Beispiele zeigen auf, dass uns ein festes und begreifliches Bild für
eine Familie nach Samenspende noch fehlt. Den meisten Wunscheltern
fehlen auch Begriffe, Beispiele und vor allem Vorbilder, an denen sie sich
orientieren können. Wichtig scheint mir, dass Sie als Eltern, wie in den obi-
gen Beispielen, ein positives Bild für Ihre Familie entwickeln können. Vielleicht ist es an der Zeit, unser traditionelles Bild von »Familie« zu erwei-
tern und »Familie« als eine Einheit von Beziehungen zu sehen, die sich
durch Intimität und intergenerationelle Verantwortung auszeichnet (Petzold 1999) oder von »Familie« dann zu sprechen, wenn sich Personen als
»Familie« empfinden, auch wenn sie nicht biologisch miteinander verwandt sind (Stein-Hilbers 1994). Vielleicht ist es dann auch möglich, den
Spender nicht mehr als Konkurrenten zu erleben, sondern als eine Person,
die einen wichtigen Beitrag geleistet hat, aber keine Vaterrolle einnimmt.

*Siggie: »Wir haben uns lange gefragt und viel darüber gesprochen, was denn
der Spender für uns bedeutet. Am Anfang wollten wir ihn eigentlich nur vergessen. Er war bedrohlich für uns. Nach und nach dachten wir dann, dass wir ohne*

---

2 IDI (Information donogene Insemination) ist ein Zusammenschluss von
   Eltern, die mithilfe der Spendersamenbehandlung ein Kind bekommen
   haben.

ihn gar kein Kind hätten bekommen können und dass er eigentlich etwas ganz Wichtiges getan hat. Irgendwann empfanden wir ihm gegenüber dann so etwas wie Dankbarkeit. Wir hätten dem Arzt auch gerne ein kleines Schreiben für den Spender gegeben, in dem wir unseren Dank zum Ausdruck gebracht hätten, doch wir haben uns nicht getraut, das den Arzt zu bitten.«

Dazu passen auch die gesellschaftliche Entwicklung und die Tatsache, dass es immer mehr Patchwork- oder Stieffamilien gibt und diese auch zunehmend akzeptiert werden.

Thomas:»*Ich denke, dass wir mit unserer Familie gut in das allgemeine Bild von Familie hineinpassen. In vielen Familien gibt es biologische und erzieherische Eltern und nicht immer haben die biologischen Eltern einen engen Kontakt oder überhaupt Kontakt zu ihren Kindern. Wir sind eines dieser Familientypen und das ist für mich in Ordnung.*«

Lesbische und alleinstehende Frauen sind noch weiter von dem herkömmlichen Familienideal entfernt, da der männliche Elternteil fehlt. Die o. a. Definitionen von »Familie« würden es jedoch auch diesen Gruppen erleichtern, sich als eine gleichwertige Familie zu erachten. Wenn sie auf die Samenspende zurückgreifen, sind jedoch auch sie vor die Frage gestellt, was die Person des Spenders für sie bedeutet und wie sie ein positives Bild von sich als Eltern und Familie zeichnen können.

Klara:»*Wir haben uns mit der Entscheidung zu einer DI sehr schwer getan. Wir haben lange überlegt, ob es für uns als lesbisches Paar denn gut ist, das anzustreben, was normalerweise nur Heteros anstreben: eine Familie mit Kind. Muteten wir dem Kind zu viel zu, mit zwei Müttern groß zu werden? Wie würde unser Kind mit bösen Bemerkungen umgehen? Wie würden wir damit umgehen? Letztendlich war unser Kinderwunsch sehr groß. Als ich dann schwanger wurde, tauchte die nächste Frage auf: Welche Rolle hatte denn der Spender in unserer kleinen Familie? Wir waren natürlich froh, dass es solche Männer gab. Nachdem wir lange darüber nachgedacht hatten, welche Rolle er denn für uns als Eltern haben würde, hatte ich ein ganz bestimmtes Bild vor mir: Wir sitzen mit unserem Kind an unserem Esstisch und meine Partnerin und ich und das Kind schauen uns an und halten uns an den Händen fest. Der Spender saß auch an dem Tisch, aber er hatte uns den Rücken zugewandt und wir hatten keinen Körperkontakt zu ihm. Damit wurde uns deutlich, dass er irgendwie schon eine wichtige Bedeutung für uns als Familie hat, aber dass er keinesfalls ein enges Familienmitglied ist.«*

Anja: »Ich hatte einen großen Kinderwunsch, aber fand nie den richtigen Mann. Lange Zeit dachte ich, dass es sehr egoistisch sei, wenn ich mir einfach meinen Kinderwunsch erfüllen würde. Irgendwann hat die biologische Uhr immer lauter getickt, und dann habe ich mich für die Samenspende entschieden. Mein Kind wird erst einmal ohne Vater groß, auch wenn ich hoffe, doch noch einen Partner zu finden. Dass es einen Spender gibt, habe ich lange Zeit einfach ignoriert. Erst als ich schwanger war, es also konkret war, wurde mir bewusst, dass mein Kind vielleicht irgendwann nach diesem Mann fragen wird. Ich bin mir noch unsicher, wie ich den Spender sehe, denke aber auf jeden Fall, dass ich froh bin, dass es solche Männer gibt.«

Vielen Paare fällt die Entscheidung zu einer Samenspende leichter, nachdem sie sich entschlossen haben, auf die Terminologie zu achten und Begriffe wie »Vater« oder »Papa« nur für den tatsächlichen Vater zu verwenden und den Samenspender als »Mann, der den Samen gab«, als »Samenschenker« oder eben als »Spender« zu bezeichnen. Damit wird eine eindeutige und fühlbare Unterscheidung gemacht und gerade für Männer kann es bedeutsam sein, ihre Rolle und die des Spenders durch solche Begriffe klarer zu fassen.

Timo: »Als uns in der Beratung vorgeschlagen wurde, den Spender doch auch Spender und nicht biologischen Vater zu nennen, wurde mir auf einmal klar, dass natürlich ich der Vater sein werde. Der Spender hat seinen Samen gegeben, er ist der Erzeuger, aber er wollte ja auch gar nicht Vater werden, sonst hätte er keinen Samen gespendet, sondern ein eigenes Kind gezeugt. Ein Kind zu bekommen, das war ganz klar mein Wunsch, nicht seiner. Es fiel mir viel leichter, mich mit der Samenspende anzufreunden und mich als richtigen Vater zu sehen, als ich das für mich geklärt hatte.«

Die folgenden Anregungen können Ihnen helfen, Ihre eigene Sicht von »Familie« zu verstehen und ggf. zu verändern:

- Das innere Bild, dass beide Eltern einen gleichen Status haben sollten, ist oft an intuitive Gefühle und gesellschaftliche Normvorstellungen geknüpft. Es entsteht, weil es schwer ist, sich von vorherrschenden Normen zu lösen und Abweichungen davon nicht nur als anders, sondern als weniger wertvoll zu empfinden. Überprüfen Sie, ob dies bei Ihnen der Fall ist und fragen Sie sich, ob es auch noch andere Bilder, andere Konstellationen von Elternschaft gibt, die Sie kennen und die in Ihren Augen genau so wertvoll sind.

• Sprechen Sie offen miteinander über Ihre Befürchtungen: Wie genau könnte sich die ungleiche Elternschaft in Ihrem Familienalltag zeigen? Was könnte dies für Ihre Paarbeziehung bedeuten? Woran würden Sie als Mann, als Frau wahrnehmen, dass es einen Unterschied zwischen Ihnen gibt? Woran würden Außenstehende diesen Unterschied bemerken? Nur wenn Sie gemeinsam darüber sprechen, können Sie auch gemeinsame Lösungsansätze entwickeln.

• Achten Sie auf die Begriffe, die Sie für den Vater und den Spender verwenden. Was bedeutet es für Sie, wenn Sie den Spender als Erzeuger oder als biologischen Vater beschreiben?

• Reden Sie mit guten Freunden/Freundinnen über Ihre Bedenken. Eine neutrale Sicht von Außen öffnet einem manches Mal die Augen.

• Für manche Paare ist es wichtig, dass die Balance von Geben und Nehmen in der Beziehung stimmt. Das Einlassen auf eine Familienkonstellation mit unterschiedlicher Elternschaft kann diese Balance verändern: Der Mann schenkt seiner Partnerin die Möglichkeit, von einem anderen Mann schwanger zu werden bzw. in lesbischen Beziehungen schenkt eine Partnerin der anderen die Möglichkeit, biologische Mutter zu werden. Wenn frühere Themen diese Balance bereits verschoben haben, sollte dies aufgearbeitet werden. Damit wird verhindert, dass das Ungleichgewicht weiter verstärkt wird. Sprechen Sie miteinander, was geschehen müsste, damit Ihre Balance von Geben und Nehmen nicht aus dem Gleichgewicht gerät bzw. wieder ins Gleichgewicht kommt.

Die Entwicklung und Bedürfnisse der Kinder

Eigentlich gibt es zu der körperlichen und psychosozialen Entwicklung von Kindern, die mithilfe der Samenspende gezeugt wurden, recht wenig zu berichten. Alle Forschungsprojekte, die diese Kinder untersuchten, stellen immer wieder fest, dass deren Entwicklung unauffällig verläuft und dass es kaum Unterschiede gibt zwischen Kindern, die mithilfe reproduktionsme-

dizinischer Behandlungen oder der Samenspende gezeugt, adoptiert oder
spontan gezeugt wurden. Auch bei den Kindern, die in lesbischen Familien aufwachsen, verläuft die Entwicklung im Normbereich. Untersuchungen von Kindern, die mit alleinstehenden Müttern aufwachsen, sind noch
sehr spärlich, aber auch diese Familienkonstellation scheint zumindest für
kleine Kinder nicht mit Entwicklungsauffälligkeiten einherzugehen. Zu
berücksichtigen ist jedoch, dass dies nur für Einlinge gilt. Die gesundheit-
liche Entwicklung von Zwillingen oder höhergradigen Mehrlingen (letzteres kommt nach einer Insemination jedoch selten vor) ist in allen Untersuchungen unabhängig von der Zeugungsart weniger günstig als die von
Einlingen. Darüber hinaus haben die Kinder in den aufgeführten Untersuchungen noch nicht die Pubertät erreicht und von denjenigen, die mit
Vater und Mutter groß werden, sind nur wenige über ihre Zeugungsart
aufgeklärt. Es ist daher noch unklar, ob und ggf. wie sich das Familienge-
heimnis auf die weitere Entwicklung auswirkt. In lesbischen Familien dagegen ist der Anteil aufgeklärter Kinder relativ hoch und auch die meisten
der alleinstehenden Frauen beabsichtigen, ihr Kind über die Zeugungsart
aufzuklären. Manche Fachkräfte vermuten, dass die Kinder, die ohne eine
Vaterfigur aufwachsen, ein besonderes Interesse am Spender haben. Sie
raten daher, in diesen Fällen auf jeden Fall einen nicht anonymen Spender
zu wählen, damit es diesen Kindern offen steht, dessen Identität in Erfahrung zu bringen (eine gute Zusammenfassung über den Forschungsstand
finden Sie in Kentenich et al. 2014).

In den letzten Jahren berichten immer mehr Jugendliche und Erwachsene,
die mithilfe der Samenspende gezeugt wurden, öffentlich über ihre Erfahrungen und einige Wissenschaftler haben untersucht, wie es denjenigen
geht, die über ihre Zeugungsart aufgeklärt sind. Aus diesen Erfahrungs-
berichten und den Forschungsprojekten (Blyth et al. 2012) werden unterschiedliche Themen deutlich. Sie verdeutlichen vor allem, dass viele Kinder, Jugendliche und Erwachsene eine frühzeitige Aufklärung als hilfreich
erachten. In einem Film, der von der englischen Selbsthilfeorganisation
Donor Conception Network (2003) gedreht wurde, berichten Kinder und
junge Erwachsene im Alter von fünf Jahren bis Anfang 20 darüber, was die
Zeugungsart für sie bedeutet. Alle waren aufgeklärt und bestätigten, dass
die frühzeitige Aufklärung (die meisten wurden im Kleinkindalter aufgeklärt) dazu beigetragen hat, dass die Zeugungsart für sie unproblematisch
ist. Sie sind froh, dass ihre Eltern so viel auf sich genommen haben, um ein

Kind zu bekommen, und sie sind sich sicher, dass ihr Vater der Vater ist. Manche sind neugierig, wer denn der Spender ist, andere haben kein Interesse, ihn kennen zu lernen. Hier zwei Zitate aus diesem Film.

William: »Du fragst, wer mein Vater ist? Aber das ist doch klar, Walter ist mein Vater. Ich habe keinen anderen Vater. Den Spender gibt es natürlich, aber er hat in meinem Leben keine wichtige Rolle. Vielleicht lerne ich ihn irgendwann kennen, aber dadurch wird er nicht mein Vater. Das ist und bleibt Walter.«

David: »Klar ist mein Vater mein Vater. Aber ich denke schon über den Spender nach und überlege zum Beispiel, ob ich von ihm meine Nase habe oder meine Vorlieben für bestimmte Dinge.«

Die Forschungsprojekte, die in den letzten Jahren durchgeführt wurden, bestätigen dies. Die amerikanische Psychologin Joanna Scheib und ihre Kollegen (2005) stellten beispielsweise in einer Untersuchung von Teenagern (mit Vater und Mutter, lesbischen Eltern und alleinerziehenden Müttern) fest, dass die Aufklärung eine neutrale bis positive Auswirkung auf die Eltern-Kind Beziehung hatte, dass die Zeugungsart für die Kinder unproblematisch ist und einige recht neugierig sind. Ein 14-jähriges Mädchen sagte ihr gegenüber:

»Ich bin neugierig, was [der Spender] für eine Person ist und wie er sich vielleicht verändert hat, seitdem er seinen Bericht geschrieben hat«[3] (Scheib et al. 2005, S.244).

Die Meisten in dieser Studie wünschten sich einen Spender, der offen für Kontakt ist, der aber keine Rolle in ihrem Leben beansprucht. Diejenigen, die sich für den Spender interessierten, waren auch neugierig, ob es Halbgeschwister von ihnen, ob es also Kinder des gleichen Spenders in anderen Familien, gibt. Ein interessanter Aspekt ist die Sprache, die Kinder benutzten. In vielen Fällen verwendeten sie ganz ähnliche Worte für ihren

---

3   In den USA ist es nicht unüblich, dass der Spender einen kurzen Bericht über sich schreibt, den die Wunscheltern vor Behandlungsbeginn und die Kinder ab einem gewissen Alter einsehen können.

Vater und den Spender, beispielsweise »Vater«, »Papa« und »biologischer Vater« oder »genetischer Papa«, und vermischten diese Worte. Wenn sie allerdings gefragt wurden, wer denn ihr Vater sei, so berichteten sie spontan und ohne zu zögern, dass natürlich ihr Vater der Vater sei und meinten selbstverständlich damit den Ehemann ihrer Mutter, also den Mann, der tatsächlich die Vaterrolle übernommen hat. Obwohl die Sprache hier verwirrend scheint, ist es für die Kinder eindeutig, wer ihr Vater ist. Vermutlich übernehmen Kinder die Wörter und Beschreibungen ihrer Eltern, und dies würde bestätigen, dass es den Erwachsenen schwer fällt, sich von dem herkömmlichen Bild von »Familie« zu lösen und neue Begriffe zu entwickeln.

Das zeigt auf, dass eine Aufklärung im Kleinkindesalter dazu beitragen kann, dass Kinder und Erwachsene recht souverän mit ihrer Zeugungsart umgehen können. Manche Kinder und Erwachsene sind neugierig und würden gerne etwas über den Spender erfahren, für andere ist dies kein zentrales Thema. Sie sind sich jedoch sicher, dass der Spender eben der Spender ist und bleibt und haben kein Interesse, dass er eine Vaterrolle einnimmt. Möglicherweise ist es allerdings nicht nur für die Eltern, sondern auch für die Kinder hilfreich, den Spender nicht in irgendeiner Form als Vater zu beschreiben. Auch wenn es für sie wenig verwirrend scheint, ist eine eindeutige Rollenzuweisung auch über die Terminologie, die die Eltern benutzen, wahrscheinlich leichter (Daniels & Thorn 2001).

Erfahrungsberichte von Erwachsenen, die erst später in ihrem Leben aufgeklärt wurden oder die zufällig von ihrer Zeugungsart erfuhren, zeichnen ein anderes Bild. Viele berichten von einem Bruch in ihrer Identität. Sie hatten ein bestimmtes inneres Bild von sich und ihrer Familie, und dazu gehörte, dass sie davon ausgingen, dass ihr Vater auch ihr Erzeuger ist. Nach der Aufklärung mussten sie dieses Bild ändern, und dies war für manche mit großen psychischen Anstrengungen verbunden. Wie verwirrend eine Aufklärung als Erwachsene sein kann, wird auch von einer 25-jährigen Deutschen erklärt, die im Jahr 2006 eine anonyme Homepage über ihre Erfahrungen erstellte:

»Ich stand (nach der Aufklärung meiner Eltern) erstmal unter Schock und hatte das Gefühl, dass dies gerade einem ganz anderen Menschen passiert und ich nur daneben stehe und zugucke. Mein erster Gedanke war nur: Aber mein Vater und

ich sehen uns doch ähnlich! Außerdem wusste ich gar nicht genau, was Insemination überhaupt ist. Was ich aber ganz genau wusste, war, dass der Mensch, den ich immer für meinen Vater gehalten habe, es genetisch gesehen überhaupt nicht ist. Ich fühlte mich zunächst wie in einem schlechten Traum, habe meinen Eltern nur ganz wenige Fragen dazu gestellt und dann angefangen, mit ihnen über etwas anderes zu reden. Ich kann mich kaum noch erinnern, über was wir eigentlich geredet haben, da ich alles nur noch wie durch einen dicken Nebel sehe. Das einzige, an das ich mich genau erinnere, sind die Bemerkungen meiner Mutter zu dem Spender. Zwischendrin bin ich ins Badezimmer gegangen und habe mich lange im Spiegel angesehen und überlegt, was ich von meinem unbekannten Vater habe: die Nase und den Mund? Was würde er von mir halten, wenn er mich sehen würde? ... Schlimm finde ich, dass meine Eltern mir so lange nicht die Wahrheit gesagt haben und es dann unbedingt ein halbes Jahr vor meinem Uni-Examen tun mussten. Ich fühle mich angelogen von ihnen und habe das Gefühl, um einen Teil meiner Kindheit betrogen worden zu sein ...« (www.spenderkinder.de/index.php?n=Main.Stina).

Manche Erwachsene erinnern sich, dass sie als Kind spürten, dass es um die Person ihres Vaters oder ihre Zeugung ein Geheimnis gab, wussten aber nicht, was es genau war. Sie hörten nicht nur, was Eltern sagten, sondern nahmen auch wahr, was nicht angesprochen wurde. Eine junge Australierin erklärte dies folgendermaßen:

Lauren: »*Wenn es Familiengeheimnisse gibt, spüren die Kinder oft, dass etwas in der eigenen Familie anders ist. Das Merkwürdige ist, dass es nicht darauf ankommt, was Eltern sagen, sondern darauf, was sie nicht sagen. [Meine Eltern] sagten zum Beispiel nie:* ›*Du hast die Augen deines Vaters und die Persönlichkeit deiner Großmutter [väterlicherseits]*‹« *(The Donor Conception Group of Australia 1997, S. 25–26).*

Einige entwickelten Fantasien und vermuteten daraufhin, dass sie adoptiert worden waren oder während eines Seitensprungs ihrer Mutter gezeugt worden waren.

Andere Erwachsene berichteten, dass sie anlässlich der Scheidung ihrer Eltern oder kurz nach dem Tod ihres Vaters aufgeklärt wurden. Für sie war die Aufklärung in dieser Situation eine doppelte Belastung, die schwierig zu verarbeiten war.

Lynn: »Letztes Jahr starb mein Vater. Drei Tage später erklärte meine Mutter meiner Schwester und mir, dass unser Vater vielleicht nicht unser Vater war. Sie sagte, dass er nur wenige Samenzellen hatte und sie deswegen nicht schwanger wurde. Deshalb mischten sie seinen Samen mit dem eines anonymen Spenders.[4] Sie glaubt, dass der Spender unser biologischer Vater ist. Sie hätte es uns gerne früher erzählt, aber unser Vater wollte dies nicht. Zunächst war es erleichternd, dies zu hören. Damit wurden mir einige konfuse Gefühle innerhalb der Familie klar. ... Mir ist klar, dass mein Vater einer anderen Generation angehört, die nicht über solche Dinge sprach, aber trotzdem ist es für mich schmerzhaft, dass er nicht mit uns darüber gesprochen hat« (The Donor Conception Group of Australia 1997, S. 51).

Fast alle Erwachsene sind frustriert darüber, dass sie keine Informationen über den Spender erlangen können, denn die Unterlagen wurden zu der Zeit, als sie gezeugt wurden, wenn überhaupt, nur für relativ kurze Zeit aufbewahrt. Bill Cordray (1999/2000, S. 5), der sich in den USA für einen offenen Umgang mit der Samenspende einsetzt, sagt dazu:

»Wir vertreten die Position, dass Zugang zu der Information über unsere genetische Geschichte, unsere Genealogie und der Identität unseres Spenders unser Recht ist. Es ist nicht erforderlich, uns vor der Wahrheit zu schützen. Die Spendersamenbehandlung ist nicht nur ein medizinischer Eingriff, der bei Unfruchtbarkeit zu einer Schwangerschaft führen kann. Es hat lebenslängliche Auswirkungen auf die so gezeugten Kinder. ... Uns geht es um unsere Autonomie als Erwachsene, und wir sehen die Information über unsere Identität als unser fundamentales Recht an.«

Die oben erwähnte junge Frau, die ihre Geschichte anonym im Internet darstellt, hat seit einiger Zeit Kontakte zu weiteren Erwachsenen, die mit Spendersamen gezeugt wurden. Gemeinsam möchten sie ein freiwilliges Register für Menschen erstellen, die mithilfe der Samenspende gezeugt wurden und Halbgeschwister kennenlernen möchten (www.spenderkinderregister.de). Daruber hinaus setzen auch sie sich dafür ein, dass Menschen, die mithilfe der Samenspende gezeugt wurden, das Recht erhalten, die Identität des Spenders zu erfahren und der Spender gleichzeitig juristisch

---

4 Dies wurde früher manchmal durchgeführt, ist inzwischen jedoch in Deutschland und in anderen Ländern verboten.

gegen Unterhaltsforderungen und Erbansprüche abgesichert wird (www.
spenderkinder.de/index.php?n=Main.PolitischeForderungen).

Auch aus medizinischen Gründen setzen sich inzwischen einige Erwachsene dafür ein, über ihre Zeugungsart informiert zu werden und um die
Identität des Spenders zu wissen. Dies wird in Anbetracht unseres rasant
wachsenden Wissens über Genetik auch von Medizinethikern diskutiert
und hat nicht zuletzt auch bei medizinischen Fachgesellschaften zu einer
veränderten Haltung geführt. Die amerikanische Gesellschaft für Reproduktionsmedizin hat sich beispielsweise 2004 dafür ausgesprochen, dass
Kinder nach Samen-, Eizell- und Embryonenspende aufgeklärt werden, damit sie informierte Entscheidungen hinsichtlich ihrer Gesundheit treffen
können (ASRM 2004).

Wir wissen im Moment nicht, wie viele Kinder tatsächlich den Spender
kennenlernen möchten. Es gibt zwar einige Untersuchungen, die aufzeigen, dass ein mehr oder weniger großer Teil von Teenagern oder Erwachsenen daran interessiert ist, allerdings sind dies Untersuchungen mit kleinen
Stichproben, die noch keine Verallgemeinerung zulassen. Wahrscheinlich
können wir jedoch davon ausgehen, dass Kinder, die mithilfe der Samenspende gezeugt wurden, ähnliche Bedürfnisse haben wie Adoptivkinder.
Einige werden kein Interesse an der Person des Spenders haben, andere
werden ein mäßiges Interesse haben und es wird ausreichen, wenn sie etwas über dessen Aussehen und vielleicht Hobbys wissen und eine dritte
Gruppe wird neugierig sein und den Mann, von dem sie zur Hälfte biologisch abstammen, kennenlernen wollen. Wie groß Neugier und Interesse sind, wird letztendlich vom Charakter des Kindes abhängen und davon, wie viel Neugier die Kinder in ihrem Elternhaus vorgelebt bekommen
und selbst entwickeln; als Eltern wird man dies kaum vorhersehen können.

Mit Kindern über ihre Zeugungsart sprechen

Bis vor rund 15 Jahren hat sich die Frage, ob man Kinder aufklären soll, weder in Deutschland noch in vielen anderen Ländern gestellt. Die Spendersamenbehandlung war so stark tabuisiert, dass nur wenige Eltern den Mut hatten, offen damit umzugehen. Hinzu kam, dass viele Ärzte die Geheimhaltung empfahlen.

Christopher:»Als wir vor 14 Jahren die Behandlung machten, sprachen wir mit dem Arzt über die Aufklärung, und er erklärte uns, dass es für uns und für das Kind das Beste sei, wenn wir niemals wieder darüber sprechen und auch das Kind nicht aufklären würden. Er war der Meinung, dass die Geheimhaltung das Kind schonen würde und auch wir davon verschont würden, dass andere über uns reden.«

Dazu kommt, dass die Spendersamenbehandlung, wie allein dieser Begriff schon verdeutlicht, vor allem als medizinische Behandlung gewertet wurde. Fragestellungen wie die der Aufklärung des Kindes, die jenseits des medizinischen Eingriffs lagen, wurde lange Zeit wenig Relevanz beigemessen.

Von vielen Eltern weiß ich, dass sie einer Aufklärung ihres Kindes durchaus positiv gegenüberstehen, aber wenig Information darüber haben, wie sie eine solche Aufklärung am besten umsetzen können. In diesem Kapitel möchte ich Ihnen Hilfestellung und Anregungen dafür geben. Grundsätzlich empfehlen viele Fachkräfte mittlerweile eine frühzeitige Aufklärung der Kinder. Dies ist jedoch nur umsetzbar, wenn Sie als Eltern über die Frage der Aufklärung nachgedacht haben und Sie in den ersten Jahren nach der Geburt eine gemeinsame Entscheidung dafür treffen konnten. Es können durchaus Situationen eintreten, in denen Eltern erst später über eine Aufklärung nachdenken. Sie haben eine Aufklärung möglicherweise abgelehnt oder wussten nicht, wie sie sie umsetzen können und denken erst jetzt, wo das Kind schon älter ist, darüber nach. Ich habe daher den Aufklärungsprozess für drei Entwicklungsstufen geschildert: für Kinder bis zur Einschulung, für Kinder und Jugendliche im Schulalter und für Erwachsene. Sollte sich Ihr Kind aufgrund seines Alters oder seiner psychologischen Entwicklung eher zwischen zwei dieser Entwicklungsstufen befinden, kann es sinnvoll sein, die Anregungen für beide Abschnitte zu lesen und zu entscheiden, welche Aspekte für Ihre persönliche Situation relevant sind.

Grundsätzlich ist es bei der Aufklärung in jedem Alter wichtig, dass beide Eltern damit einverstanden sind und sich im Vorfeld mit ihren eigenen Gefühlen auseinandergesetzt haben. Sollten Sie sich als Eltern zum Zeitpunkt der Aufklärung getrennt haben und nicht mehr zusammen leben, ist es umso wichtiger, dass Sie beide mit der Aufklärung einverstanden sind. Auch in diesen Fällen bleibt es die gemeinsame Verantwortung beider Elternteile, eine Einigung zu finden und zu überlegen, wie die Aufklärung umgesetzt werden kann. Wenn eine Einigung aufgrund persönlicher Spannungen nicht möglich ist, sollten Sie sich nicht scheuen, hierzu gezielt eine Beratung in Anspruch zu nehmen.

Kinder im Kindergartenalter

Die frühe Aufklärung hat sowohl für Sie als Eltern als auch für die Kinder viele Vorteile. Viele Eltern berichten, dass sie sich der Belastung, mit einem Geheimnis zu leben, nicht aussetzen möchten und sie daher ihr Kind möglichst frühzeitig aufklären möchten. Dies bedeutet auch, dass man sich vor und während der medizinischen Behandlung Freunden und Verwandten anvertrauen kann, ohne die Befürchtung zu haben, dass das Kind unbeabsichtigt durch diese Personen von seiner Zeugungsart erfahren könnte.

Martin:»Uns war von Anfang an klar, dass wir mit unserer Tochter über die Samenspende sprechen würden, sobald sie das Thema von Aufklärung und Babys anspricht. Uns war es auch wichtig, dass wir während der Behandlung mit Freunden darüber sprechen konnten, denn es war sehr anstrengend und schwierig, vor allem, weil wir mehrere Versuche gebraucht haben, bis meine Frau schwanger wurde. Wir hätten nicht mit einem Geheimnis leben können, dazu sind wir viel zu offen und das hätte uns noch mehr belastet.«

Auch betonen manche Eltern, dass Offenheit und Ehrlichkeit für sie grundsätzliche Werte in der Erziehung sind und sie von ihren Kindern nicht solche Werte einfordern können, wenn sie es nicht selbst vorleben.

Timo: »*Wir möchten unsere Kinder so erziehen, dass sie ehrliche Menschen werden, dass man sich auf sie verlassen kann. Also ist es wichtig, dass wir solche Werte vorleben. Deshalb kam es für uns nicht in Frage, dass wir unsere Kinder anlügen und ihnen nicht sagen, dass sie mit einer Samenspende gezeugt wurden. Wir können nicht Offenheit und Ehrlichkeit von ihnen erwarten, aber sie selbst anlügen.*«

Darüber hinaus erachten manche das Wissen um die Abstammung als ein grundsätzliches Recht, das jedem zusteht und das vielleicht auch aus medizinischen Gründen wichtig werden kann.

Lena: »*Für uns war die Entscheidung zur Aufklärung damit verbunden, dass wir die Meinung vertreten, dass jeder doch eigentlich das Recht hat zu wissen, von wem er abstammt. Bei der Spendersamenbehandlung kommt auch noch hinzu, dass diese Information beim Arzt aufbewahrt wird und wirklich vorhanden ist.*«

Markus: »*Manche Eltern denken vielleicht nicht darüber nach, dass ein Kind krank werden könnte. Wenn das Kind krank ist, und dann erfährt, dass der Vater nicht der richtige Vater ist, dass es einen Spender gibt, dann macht es die Situation noch viel schwieriger als sie bereits ist.*«

Wenn die männliche Unfruchtbarkeit auf eine Krebserkrankung zurückzuführen ist, denken einige Männer zudem, dass die rechtzeitige Aufklärung dazu beitragen kann, dass das Kind nicht befürchtet, später selbst an dieser Krankheit zu leiden. Entsprechendes kann auch für andere Erkrankungen in der Familie des Mannes gelten.

Für die Kinder bedeutet die frühe Aufklärung vor allem, dass sie mit dem Wissen um ihre Zeugung aufwachsen und es somit nicht zu einem Bruch in ihrer Identität kommen kann.

Leon: »*Als wir über die Aufklärung diskutierten, war eine Sache für mich besonders wichtig. Wir hatten uns irgendwann mit dem Thema ›Adoption‹ ausei-*

nandergesetzt und ich konnte mich noch daran erinnern, dass die Sozialarbeiter sagten, wenn man einem 18-jährigen Kind sagt, dass man nicht der Vater ist, dann bricht es erst einmal zusammen. Wenn man aber ein Kind aufklärt, wenn es noch in den Windeln liegt, dann ist es viel einfacher. Es ist so wie eine Fremdsprache: Wenn man einem Kind von Anfang an drei Sprachen beibringt, dann wird es alle drei sprechen, wenn es 18 ist. Wenn ich als Erwachsener dagegen versuche, drei Sprachen zu lernen, dann kann ich sie vielleicht in zehn Jahren noch nicht flüssig sprechen.«

Allerdings finden viele Eltern es nicht leicht, die richtigen Worte und den richtigen Zeitpunkt zu finden. Die Aufklärung über Zeugung, Schwangerschaft und Geburt an sich sind für die meisten keine einfachen Themen – und dazu kommt die Zeugung mit einer Samenspende.

Sonja: »Wir hatten vor, unsere Tochter recht früh aufzuklären, weil wir einfach mit der Belastung eines Geheimnisses nicht leben wollten. Aber dann kam die Zeit, als Nina fragte, woher denn die Babys kommen und wir wurden recht verlegen. Zwar sind wir gar nicht prüde, aber einer 3-Jährigen Rede und Antwort zu stehen, das war nicht einfach. Eine Zeit lang haben wir uns gedrückt und sie abgelenkt, weil wir uns so unsicher waren.«

Für ein Kind ist es am günstigsten, bei der Aufklärung sein eigenes Tempo vorgeben zu können. Gerade im Kleinkindalter durchlaufen Kinder immense körperliche, geistige und emotionale Entwicklungsschritte, und die Geschwindigkeit dieser Entwicklungen kann von Kind zu Kind unterschiedlich sein. Fast alle fragen jedoch spätestens im Kindergartenalter danach, woher denn die Babys kommen. Diese Frage können Sie als Eltern aufgreifen und mit einfachen Worten die Zeugung mit einer Samenspende erklären. Nachstehend beschreibe ich einige Beispiele, wie Eltern dies umgesetzt haben.

Simon: »Als unser Sohn 4 Jahre alt war, haben wir ihm erklärt, dass Babys dann entstehen, wenn der Samen vom Papa mit der Eizelle von der Mama zusammenkommt, dass dann in Mamas Bauch ein Baby wächst. In unserem Fall aber hatte der Papa keinen Samen und deshalb sind wir zum Arzt gegangen und der Arzt hat den Samen von einem anderen Mann in Mamas Bauch getan. Für unseren Sohn war dies zu diesem Zeitpunkt ausreichend, mehr mussten wir damals gar nicht sagen.«

*Sonja: »Wir sagten Nina, dass Papas Samen nicht schnell genug zu Mamas Ei-
zelle schwimmen konnte, und deshalb haben wir im Krankenhaus den Samen
von einem anderen Mann bekommen. Der Samen konnte schnell genug schwimmen und mit Mamas Eizelle ein Baby machen.«*

*Michael: »Wir sagten unserer Tochter, dass ich krank war und deshalb keinen
Samen hatte. Als ich wieder gesund war, sind wir zu einem Arzt gegangen, und
der hat uns den Samen eines anderen Mannes gegeben. Damit haben wir dann
ein Baby bekommen.«*

Kinder in diesem Alter interessieren sich nicht für Genetik oder Blutsver-
wandtschaft und die meisten interessieren sich auch nicht dafür, wie der
Körper Samen- und Eizellen herstellt. Einfache und recht kurze Antworten
wie diese sind daher in diesem Alter in der Regel ausreichend. Manchmal
kann es hilfreich sein, nachzuhaken, ob das Kind es richtig verstanden hat.
Olivia Montuschi (2006a, S. 10) vom *Donor Conception Network* in England
erklärte Folgendes:

*»Als [meine 4-jährige Tochter und ich] zusammen im Bad waren und über alles
Mögliche sprachen, war das ein guter Moment nachzuhaken, ob sie es richtig verstanden hatte. Ich kann mich daran erinnern, dass meine Tochter mich über den
›netten Mann‹ fragte, der uns den Samen gegeben hatte. Es wurde deutlich, dass
sie davon ausging, dass wir ihn kennen gelernt hatten, und ich erklärte, dass ich
nicht wusste, wer er war, dass ich aber wusste, dass er ein netter Mann sein muss,
weil er Mamas und Papas hilft, Babys zu bekommen.«*

Manche Eltern wenden die sog. »Wickeltisch-Strategie« an und üben das
Sprechen über die Zeugungsart schon lange bevor das Kind es richtig verstehen kann.

*Martin: »Kurz nachdem unser Sohn geboren war, fing ich an, mit ihm über die
Samenspende zu sprechen. Als ich ihn wickelte oder ihn badete, erzählte ich, dass
ich leider keinen Samen hatte und wir deshalb zu einem Arzt gingen, der uns
den Samen eines anderen Mannes schenkte. Natürlich war mir klar, dass mein
Sohn dies noch gar nicht verstehen konnte, aber ich glaube, für mich war es sehr
wichtig, Übung darin zu bekommen, wie ich denn mit meinem Sohn sprechen
werde, wenn es soweit ist. Für mich war es dann ganz einfach, meinem Sohn es
genauso zu erklären, als er das erste Mal fragte, wie denn Babys in den Bauch
von Mamas kommen.«*

Eine ähnliche Geschichte beschreibt auch die amerikanische Psychologin Diane Ehrensaft (2006) in ihrem Buch über Samen- und Eizellspende. Sie fügt hinzu, dass der Vater in ihrem Beispiel darüber überrascht war, dass seine Tochter kaum Interesse an dieser Geschichte hatte, als sie sie verstand. Für Sie als Eltern ist der Schritt, mit Ihrem Kind darüber zu sprechen, bestimmt ein großer Schritt, der vielleicht mit Unsicherheit oder sogar ängstlichen Gefühlen einhergehen kann, weil es für Sie eine ungewohnte Situation ist. Für die Kinder selbst ist eine Aufklärung in dem Alter in der Regel wesentlich unspektakulärer als für die Eltern, denn sie wachsen mit diesem Wissen auf und verinnerlichen es als ihre Familiengeschichte; daher reagieren sie oft recht gelassen, wenn man mit ihnen darüber spricht. Wie wenig wichtig die Zeugungsart für Kinder sein kann zeigte sich mir, als Kollegen und ich vor einigen Jahren eine Tagung durchführten, die mehreren Kindern und Jugendlichen, die mit IVF, ICSI, Samenspende oder spontan gezeugt waren, die Möglichkeit gab, über ihre Zeugungsart zu sprechen. Nachdem die ersten Kinder relativ kurz und bündig darüber berichteten, dass sie eben mit unterschiedlichen medizinischen Hilfen gezeugt wurden, meinte ein jüngeres Kind, es hätte keine Lust mehr darüber zu sprechen und wolle jetzt spielen – und alle anderen Kinder folgten ihm. Offensichtlich war das gemeinsame Spielen viel interessanter als die Diskussion über die Zeugungsart.

Eine ganz praktische Möglichkeit, von den Erfahrungen anderer Eltern zu profitieren, ist die Teilnehme an einem Treffen von IDI oder an einem Informationsseminar. Dort können Sie sich sozusagen aus erster Hand informieren, erfahren, wie Kinder aufgeklärt wurden und welche Reaktionen es darauf gab.

Tina: »Es war für uns so wertvoll, andere kennenzulernen, die in der gleichen Situation sind. Ich habe gemerkt, dass sich alle mit der Aufklärung auseinandersetzen und die meisten das sehr schwierig finden. Es hat einfach gut getan, dieses schwierige Thema mit anderen zu diskutieren und Ideen zu entwickeln. Wir haben zwar noch kein Kind, aber wir haben schon sehr viele Anstöße, wie wir mit unserem Kind umgehen würden.«

Martin: »Die Familie, die während des Seminars von ihren Erfahrungen berichtete, war ganz besonders wichtig. Diese Familie war sozusagen ein Schritt weiter, denn sie hatte Kinder und hatte die Aufklärung umgesetzt. Das hat uns gezeigt, dass man ein Kind wirklich auch aufklären kann, dass das nicht nur graue Theorie ist.«

Stefan: »*Ich und meine Frau, wir interessierten uns sehr für die IDI Gruppe. Wir wollten vor allem wissen, wie andere Familien, andere Eltern die Aufklärung ihrer Kinder umsetzten und wie die Kinder reagierten. Das war vor allem wichtig, weil wir keine Literatur darüber finden konnten.«*

Natürlich kann ein offener Umgang mit der Zeugungsart dazu führen, dass Kinder mit ihren Freunden, im Kindergarten oder in der Schule darüber sprechen. Man sollte Kinder selbst entscheiden lassen, ob sie dies tun oder nicht. Wenn Kinder aufgeklärt sind, aber von ihren Eltern offene oder verdeckte Hinweis bekommen, darüber mit anderen nicht zu sprechen, kann dies widersprüchlich und verwirrend für Kinder sein: Einerseits sind die Eltern glücklich, dass sie ein Kind haben und sie sind auch froh, dass es die Spendersamenbehandlung gibt, andererseits darf das Kind nicht darüber reden. Kinder interpretieren dies möglicherweise so, dass ihre Zeugungsart doch mit Scham oder einem schlechten Gewissen verbunden ist. Allerdings befürchten Eltern auch, dass ihr Kind negative Reaktionen erfährt und fragen sich daher, ob eine Aufklärung in einem Alter sinnvoll ist, in dem sich ein Kind vielleicht nicht gegen negative Reaktionen wehren kann. Dies ähnelt der Situation, als Sie selbst überlegten, mit Freunden und Verwandten über die Spendersamenbehandlung zu sprechen: Es ist tatsächlich so, dass man nicht wissen kann, wie Außenstehende mit einem Kind umgehen, das von einem Samenspender spricht. Viele Eltern teilen mir allerdings mit, dass für das Kind die Zeugungsart nichts Besonderes ist. Das Kind wächst mit diesem Wissen auf und da es keine andere Geschichte seiner Zeugung kennt, ist dies seine Normalität. Deshalb scheint es für Kinder oft gar keinen Grund zu geben, darüber zu sprechen. Andererseits höre ich von Eltern, dass die Reaktionen von Außenstehenden auf die Zeugungsart ihres Kindes selten negativ sind. Thorsten und Annette Behrens, die drei Kinder nach DI haben, beschreiben beispielsweise folgende Reaktionen von den Kindergärtnerinnen:

»*Als die Zwillinge 5 Jahre alt und sehr ›gesprächig‹ waren, haben wir angefangen, uns vor einem Treffen [mit anderen Familien, organisiert von IDI] Sorgen zu machen, dass sie montags im Kindergarten die ganze Geschichte erzählen würden und von den Erzieherinnen vielleicht negative oder zumindest missver-*

ständliche Reaktionen kommen könnten. Also haben wir den ersten Schritt gemacht, die Erzieherinnen um einen Gesprächstermin gebeten und ihnen gesagt, wie wir mit unserer Familiensituation umgehen. Dazu gehörte, dass wir ihnen etwas über die Samenspende erklärten und welche Aspekte uns wichtig sind – dass wir es beispielsweise vermeiden, in Bezug auf den Samenspender das Wort ›Vater‹ zu verwenden, denn das würde die Kinder nur unnötig verunsichern. Ich habe sie gebeten, sensibel und normal darauf zu reagieren, wenn die Kinder nach dem Wochenende etwas erzählen würden. Ich war erstaunt über die tolle Reaktion der Erzieherinnen, die einerseits staunten, weil sie Ähnlichkeiten zwischen Töchtern und Papa gesehen hatten, andererseits aber sehr zugewandt reagierten und es gut hießen, dass wir so offen mit den Kindern sind. Eine der Erzieherinnen sagte, dass sie selbst adoptiert sei und es als schockierend empfand, als sie es mit 10 Jahren erfuhr und wie sehr sie es sich gewünscht hätte, dass mit ihr so ehrlich umgegangen worden wäre. Übrigens: Jule und Sophie sagten im Kindergarten nie ein Wort davon, sie erzählten von der Jugendherberge, aber nicht von dem Grund der Kurzreise. Es war wohl nicht wirklich wichtig für sie« (Thorn 2006, S. 27).

Auch denke ich, dass Eltern, die selbstsicher mit der Samenspende umgehen, diese Selbstsicherheit auf die Kinder übertragen und die Kinder ihrerseits souverän mit ihrer Zeugungsart umgehen können. Doch selbst wenn dies nicht immer der Fall ist, wissen Kinder, dass sie jederzeit Rückhalt bei ihren Eltern haben und von ihnen aufgefangen werden, wenn sie in schwierige Situationen geraten. In vielen Entwicklungsphasen ist für Kinder nichts wichtiger als so zu sein wie alle anderen. Alles, was Kinder von anderen unterscheidet, kann zu Hänseleien oder Belustigungen führen – z. B. eine Brille oder die Tatsache, dass ein Mädchen ein Kleid trägt und alle anderen Hosen. Kinder lernen im Laufe der Zeit, mit Kritik und auch Ablehnung zurechtzukommen. Viele haben ausreichend innere Kraft, andere sprechen sich bei Freunden aus oder vertrauen sich ihren Eltern an und erhalten damit Rückenstärkung und Selbstbewusstsein.

Für Familien mit lesbischen und alleinstehenden Müttern ist aus rein pragmatischen Gründen die frühe Aufklärung die Regel, denn diese Familien zeichnen sich dadurch aus, dass es keinen Vater gibt. Viele lesbische Paare empfinden die Aufklärung in ihren Familien als leichter, da für sie das Stigma männlicher Unfruchtbarkeit irrelevant ist und da die Schwangerschaft mithilfe einer Samenspende nach dem öffentlichen Bekenntnis als lesbisches Paar bereits das zweite »coming-out« ist. Sie klären, wie auch alleinstehende Mütter, ihre Kinder auf, um ihnen die Struktur ihrer Familie zu verdeutlichen und ihnen zu veranschaulichen, dass es in ihrer Familie zwei Mütter, bzw. bei Alleinstehenden eine Mutter und ein Kind gibt.

Monika: »Als unsere Tochter dreieinhalb Jahre alt war, haben wir gemeinsam mit ihr über die Zeugung gesprochen. Wir haben ihr erklärt, dass man eine kleine Eizelle von einer Frau braucht und eine kleine Samenzelle von einem Mann. Da wir ja nicht mit einem Mann zusammen leben, haben wir einen Mann, den Ulrich, gefragt, ob er uns Samen schenken würde, damit wir ein Baby haben können. Wir haben gesagt: ›Du kennst ja den Ulrich, das ist ein guter Freund von uns‹. Und der hat ja gesagt, uns ein bisschen von seinem Samen gegeben, und dann wurde Mami schwanger.«

Auch Kindern in diesen Familien reicht zunächst eine solche einfache Erklärung und sie werden, wie alle Kinder, nachfragen und Details wissen wollen, wenn sie älter sind.

Hier einige Fragen, die Sie als Eltern gemeinsam überdenken können:

- Welches Alter ist in Ihren Augen geeignet für die Aufklärung Ihres Kindes?
- Hat sich Ihre Einstellung geändert, nachdem Sie ein Kind bekommen hatten?
- Wann würde Ihnen selbst die Aufklärung am leichtesten fallen? Welche Worte würden Sie wählen, wie würden Sie sich ausdrücken? Hilfreich ist, den Spender nicht als biologischen Vater, sondern eben als Spender oder als den Mann zu bezeichnen, der den Eltern den Samen für ein Kind geschenkt hat.
- Es kann passieren, dass die Absicht, mit Ihrem Kind über die Zeugungsart zu sprechen, nochmals starke Gefühle auslöst, die mit Ihrem Kinderwunsch, der Unfruchtbarkeit oder emotional anstrengenden Phasen der Behandlung verbunden sind. Wenn dies der Fall ist, nehmen Sie sich Zeit, diese Gefühle zu würdigen. Sprechen Sie mit Ihrer Partnerin/ Ihrem Partner oder teilen Sie sich guten Freunden mit.
- Manchen Eltern fällt es leichter, die Aufklärung als die Geschichte ihrer Familie und die Art und Weise, wie sie zu einer Familie geworden sind,

zu erachten. Damit liegt der Fokus weniger auf dem Kind, sondern viel mehr auf der ganzen Familie.

• Für Kinder im Kindergartenalter gibt es ein Bilderbuch, das Sie Ihrem Kind vorlesen können (siehe Anhang). Es stellt mit einfachen Worten dar, dass zur Zeugung des Kindes der Samen eines anderen Mannes verwendet wurde. Nutzen Sie dieses Buch, wenn Sie unsicher sind, wie Sie die Aufklärung angehen können.

• Wenn Sie trotz guter Vorsätze die Aufklärung immer wieder vor sich herschieben oder nochmals Ihre persönliche Situation reflektieren möchten, kann eine psychosoziale Beratung weiterhelfen. Seit einigen Jahren gibt es zudem auch Informationsseminare, die Eltern besuchen können, um sich nochmals konkret mit der Aufklärung auseinanderzusetzen und diese anzugehen.

Kinder im Schulalter

Manche Eltern warten mit der Aufklärung, bis das Kind das Schulalter erreicht hat. Sie gehen davon aus, dass es dann größere Zusammenhänge verstehen und Erklärungen besser folgen kann. Andere Eltern haben sich erst später dafür entschieden, ihr Kind aufzuklären und eine Aufklärung im Kleinkindalter ist nicht mehr möglich. Eine dritte Gruppe von Eltern ging vielleicht zunächst davon aus, dass sie ihre Kinder grundsätzlich nicht aufklären, doch familiäre Entwicklungen haben zu einer geänderten Haltung geführt.

Timo: »Wir hatten vor und nach der Geburt die Vereinbarung, dass wir mit unserem Kind nicht über die Samenspende sprechen. Ich hatte Angst, dass meine Eltern das Kind nicht annehmen würden, und das wollte ich ihm ersparen. Als unser Sohn 10 Jahre alt war, gab es im Fernsehen einen Bericht über künstliche Befruchtung und auch über die Samenspende. Wir wussten, dass meine Eltern die Sendung auch gesehen hatten und sprachen sie darauf an; wir wollten ihre Reaktionen austesten. Wir waren sehr erstaunt, wie offen sie darüber sprachen und dass sie die ganzen Techniken gar nicht verteufelten, sondern es gut fanden, dass es inzwischen Hilfe für unfruchtbare Paare gibt. Deshalb dachten wir, dass wir unseren Sohn doch aufklären können und auch mit meinen Eltern darüber sprechen können. Das taten wir auch, und meine Eltern reagierten ganz gelassen. Unser Sohn stellte einige Fragen und dann war für ihn das Thema erledigt.

Im Nachhinein stellten wir fest, dass wir uns viel zu viele Sorgen gemacht hatten und sowohl die Aufklärung unseres Sohnes als auch meiner Eltern viel unkomplizierter war als vermutet.«

Ab dem sechsten oder siebten Lebensjahr verstehen Kinder komplexe Zusammenhänge nicht nur besser, sondern sie entwickeln auch die Fähigkeit, detaillierte Fragen zu stellen. Kinder in dem Alter fragen erfahrungsgemäß nach, sind neugierig und wollen Einzelheiten wissen. In der Regel ist es deshalb bei Kindern im Schulalter erforderlich, mehr Details über die Zeugung und auch über Behandlung bei Unfruchtbarkeit mitzuteilen.

Martina: »Als wir Jonas aufklärten, war er acht Jahre alt. Er war recht pfiffig und wollte gleich wissen, wie der Samen denn in meinen Bauch gekommen ist. Ich erklärte ihm, dass der Arzt ihn mit einem kleinen Schlauch hineingespritzt hat. Dann wollte er wissen, ob das wehgetan hatte und ob ich denn wüsste, von wem der Arzt den Samen hatte. Ich sagte ihm, dass der Arzt den Samen ganz vorsichtig hineingespritzt hat und es deswegen nicht wehgetan hat. Ich sagte ihm auch, dass der Arzt weiß, welcher Mann ihm den Samen für uns gegeben hat, aber dass wir das nicht wissen. Darüber dachte er wohl eine Zeit lang nach. Erst ein paar Wochen später stellte er erneut eher technische Fragen. Er wollte zum Beispiel wissen, warum der Samen in meinem Bauch drin geblieben und nicht herausgelaufen ist und wie klein er war, als er ganz am Anfang in meinem Bauch war. Ich sagte ihm, dass der Arzt den Samen ganz tief eingespritzt hatte und er deswegen nicht heraus gelaufen ist und wir schauten uns ein Buch an, in dem Bilder von der Embryonalentwicklung abgebildet waren. So ging es einige Monate lang. Jonas stellte immer wieder Fragen und offensichtlich beschäftigte ihn das Thema. Irgendwann ließen die Fragen dann nach und er interessierte sich für andere Dinge.«

Um das achte oder neunte Jahr stellen Kinder Fragen, mit denen Eltern nicht immer rechnen und Mädchen tun das manchmal etwas früher als Jungs. Wenn Sie sich jedoch sicher fühlen und die Zeugungsart für Sie kein grundsätzliches Problem ist, ist es bestimmt auch nicht schwer, auf unerwartete Fragen eine Antwort zu finden. Olivia Montuschi (2006b) hörte beispielsweise von einem 8-jährigen Jungen, der seinen Vater auf der Nachhausefahrt im Auto fragte, wie man denn Samen spendet. Der Vater hielt dies für eine vernünftige Frage und erklärte es ihm. Ken Daniels (2004, S. 140) berichtete von einem Jungen, der mit seinem Vater badete und in der Wanne den Penis des Vaters hochhob und ihn fragte, was denn nun damit nicht stimmen würde. Kinder in dem Alter fragen möglicherweise auch nach, ob der Spender denn dann noch eigene Kinder bekommen kann, wenn er seinen Samen anderen Paaren schenkt oder sie wollen vielleicht wissen, wie Samen aussieht. Je gelassener Sie mit solchen Fragen umgehen können, desto selbstverständlicher wird auch Ihr Kind mit seiner Zeugungsart und mit dem Thema der Sexualität im Allgemeinen umgehen lernen.

Die Fähigkeit, größere Zusammenhänge besser zu verstehen, kann auch gekoppelt sein mit komplexeren emotionalen Reaktionen. Einige Kinder nehmen die Tatsache, dass ein Spender involviert war, recht unkompliziert auf und stellen lediglich einige Fragen. Bei anderen Kindern kann dies auch bereits vor der Pubertät Gefühle von Verwirrung und Betroffenheit auslösen, da ihre Vermutung, dass ihr Vater auch ihr Erzeuger ist, nicht der Wahrheit entspricht. Die Reaktionen sind vom Entwicklungsstand des Kindes abhängig, und nicht immer kann man als Eltern vorhersehen, wie ein Kind reagieren wird. Kinder zwischen sieben und zehn Jahren können sehr eindeutige Vorstellungen über ihre Familie haben: Sie wissen, wer ihre Eltern sind und wie sie und ggf. wie die Geschwister mit ihnen verwandt sind. Auch wissen sie zumindest soviel über menschliche Fortpflanzung, dass sie davon ausgehen, dass ihr Vater der Erzeuger ist. Die Aufklärung über einen Samenspender kann für Kinder in diesem Alter unverständlich sein und manche reagieren recht ungehalten, da sie sich angelogen fühlen. Dies sind Anzeichen dafür, dass Kinder bereits in diesem Alter eine recht fest gefügte Vorstellung ihrer Identität haben und die Aufklärung dazu führt, dass sie sich neu orientieren müssen. Dies fällt manchen Kindern leichter als anderen. Hinzu kommt, dass es für Eltern immer schwieriger werden kann, mit ihrem Kind zu sprechen.

Chris: »Wir wollten unsere Tochter aufklären, wenn sie in der Grundschule ist. Wir dachten, das sei ein gutes Alter, weil man ihr dann schon einiges erzählen kann und sie Entscheidungen besser nachvollziehen kann. Aber wir merkten auch, dass wir sozusagen die ›Kugel‹ des Aufklärens vor uns herschoben und diese ›Kugel‹ immer größer wurde. Es war wie bei anderen Dingen, die unerledigt bleiben und die sich ansammeln – es wird nicht besser, wenn man die Dinge nicht rechtzeitig angeht. Wir haben sie dann aufgeklärt, kurz nachdem sie eingeschult wurde. Wir fühlten uns sehr erleichtert. Im Nachhinein denke ich aber, dass es für uns alle, auch für uns als Eltern, einfacher gewesen wäre, sie vorher aufzuklären. Wir hätten es dann nicht vor uns her geschoben, sondern das Gefühl gehabt, dass wir es geschafft haben.«

Nicht selten löst die Aufklärung bei Eltern ein Gefühl von Erleichterung aus, denn sie haben es geschafft, ein schwieriges Thema anzugehen. Dies deckt sich auch mit den Ergebnissen einer Studie, die 2004 in England durchgeführt wurde: Hier erlebten sich Eltern, die ihre Kinder aufgeklärt hatten, kompetenter als diejenigen, die mit ihren Kindern nicht über die Spendersamenzeugung gesprochen hatten (Lycett et al. 2004).

Hier einige Anregungen für die Aufklärung im Schulalter:

- Achten Sie darauf, dass Sie auf die Bedürfnisse Ihres Kindes eingehen. Vielleicht möchte es einfach nur die Fakten wissen, vielleicht interessiert es sich für Details. Vielleicht möchte es erst die Fakten wissen und stellt nach ein paar Tagen oder Wochen weitere Fragen. Bereiten Sie sich vor und überlegen Sie, welche Worte Sie wählen werden.
- Falls die Aufklärung mit starken emotionalen Reaktionen Ihrerseits verbunden ist, sollten Sie sich damit Ihrem Kind gegenüber zurückhalten, denn Ihr Kind, nicht Ihre Gefühle, sollten im Vordergrund stehen. Sprechen Sie sich zuvor und ggf. im Anschluss daran bei Ihrer Partnerin/Ihrem Partner oder einem guten Freund aus oder reflektieren Sie Ihre Gefühle nochmals im Rahmen einer psychosozialen Beratung oder eines Aufklärungsseminars.
- Erzählen Sie zunächst aus der Perspektive Ihres Kindes, wie Sie eine Familie wurden. Wenn sich Ihr Kind für Ihre Unfruchtbarkeit (oder die anderen Gründen, die zu einer Samenspende führten) interessiert, können Sie darauf eingehen. Wenn Ihr Sohn oder Ihre Tochter keine diesbezüglichen Fragen stellen, ist dies im Moment wahrscheinlich noch kein wichtiges Thema.
- Sie sollten das Gespräch zu einer günstigen Zeit und an einem ungestörten Ort (am Besten zuhause) führen, damit Sie auf Fragen Ihres Kindes ohne Zeitdruck eingehen können. Wählen Sie eine Zeit aus, die Sie üblicherweise mit Ihrem Kind verbringen, sodass die Situation entspannt ist. Es ist nicht hilfreich, das Gespräch lange vorher anzukündigen, da dies viel Anspannung und Nervosität bei Ihrem Kind erzeugen kann.

- Die Aufklärung sollte keinesfalls dann passieren, wenn Ihr Kind mit Schwierigkeiten konfrontiert ist, beispielsweise in der Schule oder zuhause. Auch die Zeit der Pubertät (zwischen dem 11. und 16. Lebensjahr, bei Mädchen in der Regel etwas früher als bei Jungen) ist eher ungünstig, da Teenager in dieser Phase ihre eigene Persönlichkeit entwickeln und sehr mit sich selbst beschäftigt sind.
- Wählen Sie einfache Worte, direkte Beschreibungen und verwenden Sie eindeutige Begriffe für den Spender. Am wichtigsten ist es, dem Kind zu erklären, wie sehr es gewünscht war und wie sehr Sie es lieben. Olivia Montuschi (2006b, S. 12) hat in ihrem Ratgeber ein kleines Beispiel für eine Aufklärung abgedruckt, die individuell abgeändert werden kann: »*Mama und Papa möchten dir etwas sagen. Keine Angst, es ist nichts passiert, aber es hat etwas damit zu tun, wie wir eine Familie wurden. Mama und ich wollten schon immer Eltern werden. Und dann fanden wir heraus, dass dies ohne Hilfe nicht möglich war. Du weißt ja, dass man Samen und eine Eizelle braucht, damit ein Baby wächst. Aber leider hatte ich nicht genug Samen und deshalb sind wir zu einem Arzt gegangen, der uns den Samen eines anderen Mannes, eines Samenspenders, gab. Mama wurde schwanger und dann wurdest du geboren und wir waren so glücklich. Wir liebten dich als kleines Baby und lieben dich immer noch! Vielleicht ist diese Geschichte etwas überraschend, aber wir dachten, dass du das wissen solltest, bevor du älter wirst.*«
- Würdigen Sie die Gefühle Ihres Kindes. Vielleicht ist es etwas verwirrt oder braucht etwas Zeit, um überhaupt Gefühle zu zeigen. Lassen Sie Ihr Kind wissen, dass es jederzeit mit Ihnen darüber reden kann. Wenn Sie selbst den Gesprächsfaden nach einer oder zwei Wochen nochmals aufnehmen, können Sie erfahren, wie es ihm geht und ihm aufzeigen, dass seine Zeugungsart in der Tat ein Thema ist, über welches man sprechen kann.

Erwachsene Kinder

Ein Kind aufzuklären, wenn es bereits erwachsen ist und dabei ist, ein eigenes Leben aufzubauen (oder dies bereits getan hat), ist kein leichtes Unterfangen – weder für die Eltern noch für das Kind. Doch auch für diese Konstellation kann es gute Gründe geben: Sie haben die Behandlung zu einer Zeit gemacht, als das Tabu und das Stigma noch größer waren als heutzu-

tage und erhielten vielleicht vom Arzt die Empfehlung, Ihr Kind nicht aufzuklären. Möglicherweise haben Sie durch die Medien erfahren, dass eine
Aufklärung – auch zu einem späten Zeitpunkt – hilfreich und sinnvoll sein
kann. Oder Ihre Familiensituation hat sich geändert und dies ist ein günsti-
ger Zeitpunkt, um mit Ihrem erwachsenen Kind darüber zu sprechen, wie
Sie als Familie entstanden sind.

Viele Paare, die die Behandlung vor 20 oder 25 Jahren durchgeführt hatten, haben über ihre Gefühle überhaupt nicht gesprochen, weder untereinander noch mit dem Arzt. Dies war damals weitaus weniger üblich als
heute. Ein Nachdenken über die Aufklärung kann dazu führen, dass die
Gefühle, die Sie damals im Rahmen der Behandlung hatten, nochmals
aufleben. Das kann die Ohnmacht ob der Unfruchtbarkeit sein, das emotionale Auf und Ab während der Behandlung oder auch die Ängste, ob
denn die Bindung zu einem Kind nach Samenspende genau so stark ist
wie zu einem Kind, mit dem man eine biologische Verbindung teilt. Da
auch die Aufklärung eines erwachsenen Kindes zunächst auf dessen Bedürfnisse eingehen soll, ist es erforderlich, dass Sie sich Ihrer eigenen
Gefühle gewahr sind und sie bewältigen können. Sie sollten sich im Gespräch mit Ihrem Kind auf dessen Gefühle einstellen können; Ihre eigenen emotionalen Reaktionen sollten daher nicht den Gesprächsverlauf
dominieren. Wenn Ihre Emotionen sehr heftig sind, ist es sinnvoll, dass
Sie sich bei einer Vertrauensperson aussprechen oder auch eine Beratung in Anspruch nehmen. Solche Gespräche können auch helfen, die
Aufklärung Ihres Kindes vorzubereiten. Sie können mit Ihrer Vertrauensperson die Aufklärung Schritt für Schritt durchgehen und sich eine
Rückmeldung geben lassen, was bei einer emotional so anspruchsvollen
Aufgabe wertvoll sein kann, um einen klaren Blick zu behalten.

Eine der größten Ängste bei einer Aufklärung im Erwachsenenalter ist die,
dass das Kind den Vater ablehnt, weil er nicht der biologische Erzeuger ist.
Olivia Montuschi (2006c) beschreibt jedoch, dass in den allermeisten Fällen eine solche Angst unbegründet ist, weil die Kinder den Vater nicht ablehnen. Mein neuseeländischer Kollege Ken Daniels beschrieb während
unserer Seminare häufig die folgende, sehr bewegende Geschichte:

*»Die Eltern in einer Familie hatten sich mit der Entscheidung, ihre Tochter auf-
zuklären, immer sehr schwer getan und sie hinausgeschoben. Als sie älter wurde,*

sagten sie sich, dass sie sie irgendwann aufklären sollten. Aber sie schoben es weiter hinaus. Dann lasen sie in einer Zeitung einen Bericht über die Spendersamenbehandlung und sagten sich, jetzt sollten wir wirklich aufklären, denn offensichtlich gibt es ja auch andere Eltern, die mit ihren Kindern darüber sprechen. Der Vater hatte große Angst, denn er befürchtete, von seiner Tochter nicht mehr als Vater geachtet zu werden und er hatte Angst, dass sie sofort nach dem Spender fragen würde; in den Augen des Vaters wäre dies ein Zeichen dafür, dass sie den Spender als wichtiger erachtete als ihn selbst als Vater. Die Eltern hatten außerdem keinerlei Information über den Spender, denn es war damals nicht üblich, etwas über ihn zu erfahren. An einem Abend nahmen sie ihren ganzen Mut zusammen und sprachen gemeinsam mit ihrer Tochter über ihre Zeugung. Es war ein langes und sehr bewegendes Gespräch. Sie erklärten ihrer Tochter, wie sehr sie sich ein Kind wünschten, dass dies aber wegen der Unfruchtbarkeit des Vaters nicht möglich war und sie deshalb eine Samenspende durchführten. Sie sagten ihr auch, dass sie sie nicht früher aufgeklärt hatten, weil sie nicht wussten, wie sie es umsetzen sollten und weil sie Angst hatten, ob sie sie auch danach noch so lieben würde wie zuvor. Als die Eltern fertig waren, saß der Vater auf dem Sofa und wartete ängstlich auf die erste Reaktion seiner Tochter. Nach ein paar Minuten des Nachdenkens sagte sie zu ihrem Vater: ›Du bist und bleibst mein Vater, denn du warst immer da und hast dich um mich gekümmert. Wie ich entstanden bin, und dass es einen Samenspender gibt, ändert daran überhaupt nichts.‹ Dem Vater fiel darauf hin ein Stein vom Herzen.«

Vor ein paar Jahren hatte ich Kontakt zu einem jungen Mann, der mit 20 Jahren von seinen Eltern aufgeklärt wurde. Er berichtete:

»Als meine Eltern mit mir darüber sprachen, dass ich mithilfe einer Samenspende gezeugt worden war, war ich ganz schön überrascht. Ich überlegte eine ganze Weile, wer denn der Spender war und konnte mich zunächst gar nicht gut auf das Gespräch und das, was meine Eltern mir erzählten, konzentrieren. In Gedanken dachte ich nur an den Spender. Ich fragte sie, ob sie etwas über ihn wissen, und sie sagten, dass es damals nicht üblich war, dass die Ärzte Informationen über den Spender preisgaben. Ich muss gestehen, dass ich mich gar nicht mehr so genau daran erinnere, was mir meine Eltern in diesem ersten Gespräch sagten, weil ich ebenso überrascht war. Aber ich konnte gut nachvollziehen, warum sie mich nicht früher aufklärten, denn sie erklärten mir, wie sehr sie sich schämten und wir sprachen noch ein paar Mal darüber. Die Aufklärung selbst war nicht schwierig für mich, ich fand es toll, dass meine Eltern so viel auf sich

genommen hatten. Aber ich dachte viel an den Spender und war enttäuscht, dass ich wahrscheinlich nie etwas über ihn erfahren kann. Aber ich glaube, dass ich damit leben kann.«

Diese Beispiele veranschaulicht, dass eine relativ späte Aufklärung durchaus gut gehen kann. Als Eltern sollten Sie jedoch berücksichtigen, dass es für manche erwachsene Kinder eine Information mit immenser Tragweite sein kann. Manche Kinder zeigen in dieser Situation zunächst keinerlei Reaktion und sind sehr still, weil sie die Information zunächst verarbeiten müssen. Andere mögen sehr heftig reagieren und Anschuldigungen aussprechen, die nicht immer im direkten Zusammenhang mit der Spendersamenbehandlung stehen. Beides sind normale Reaktionen, die aufzeigen, dass es kräftezehrend und mühsam sein kann, das innere Bild von sich selbst und seiner Familie an eine solch' grundlegende und neue Information anzupassen.

Hier finden Sie Hinweise, die Sie bei der Aufklärung von Erwachsenen berücksichtigen sollten:

- Viele der bei der Aufklärung von Jugendlichen aufgezählten Punkte sind auch bei Erwachsenen relevant. Vor allem sollten Sie darauf achten, dass die Aufklärung nicht zu einem Zeitpunkt geschieht, wenn Ihr Sohn oder Ihre Tochter mit Schwierigkeiten im eigenen Leben konfrontiert ist. Auch bei erwachsenen Kindern sollten Sie das Gespräch nicht lange im Voraus ankündigen, da dies nur Ängste hervorruft.
- Überlegen Sie, was genau Sie Ihrem Kind mitteilen möchten. Für manche ist es hilfreich, zuvor Worte und Sätze zurecht zu legen oder auch einen Brief zu schreiben, den man vorlesen kann. Andere sind sich sicher, dass sie spontan die richtigen Worte finden.

Bei erwachsenen Kindern können Sie selbstverständlich auch komplexere Zusammenhänge darstellen. Sie sollten jedoch klar, verständlich, ohne Umschweife und mit viel Liebe berichten, dass Sie mithilfe der Spendersamenbehandlung eine Familie wurden. Ihr Kind wird sich nicht nur an die Worte erinnern, sondern auch an die emotionale Atmosphäre, in der die Aufklärung stattfand. Hier ein Beispiel: *»Mama und ich möchten gerne mit dir über etwas sprechen, wir möchten dir gerne erzählen, wie wir eine Familie wurden. Wir wollten schon immer Kinder haben und versuchten ganz* *lange, eines zu bekommen. Als dies nicht klappte, gingen wir zu einem Arzt, der feststellte, dass ich keine Kinder zeugen kann. Der Arzt schlug vor, dass er den Samen eines anderen Mannes verwendet. Für uns war dies etwas ganz Neues und wir brauchten eine Weile, um dem zuzustimmen. Da es aber keine andere Möglichkeit gab, entschieden wir uns dafür und stimmten der Behandlung zu. Mama wurde dann schwanger, und du wurdest geboren. Wir sind sehr froh, dass es dich gibt und lieben dich sehr. Vielleicht ist es für dich ein kleiner Schock, dies zu hören, aber wir haben uns nicht getraut, dich früher darüber aufzuklären. Als wir damals die Behandlung machten, war alles sehr verschämt und keiner sprach darüber. Auch der Arzt sagte, dass Kinder das nicht unbedingt wissen müssten. Aber vieles hat sich in der Zwischenzeit verändert, und deshalb denken wir, dass es wichtig ist, dass du darüber Bescheid weißt.«*

- Bedenken Sie, dass vor allem erwachsene Kinder Zeit benötigen können, um diese Information zu verarbeiten. Lassen Sie Ihrem Kind diese Zeit. Die Aufklärung darüber, dass der Vater nicht der Erzeuger ist, kann Gefühle von Schock, Ohnmacht und Hilflosigkeit bei Ihrem Kind auslösen. Wenn Ihr Sohn oder Ihre Tochter den Gesprächsfaden nach ein paar Wochen nicht selbst nochmals aufnimmt, können Sie ihn nochmals aufgreifen. Fragen Sie nach, wie es Ihrem Kind geht und ob es (weitere) Fragen hat.
- Falls Ihr Sohn oder Ihre Tochter aufgrund der Aufklärung das Vertrauensverhältnis zu Ihnen als Eltern in Frage stellt und wissen möchte, ob ihm/ihr weitere wichtige Information vorenthalten wurden, ist es wichtig, dass Sie auch diese Gefühle würdigen. Gehen Sie auf die Fragen Ihres Kindes ein und nehmen Sie dessen Reaktionen ernst, nur so können Sie eventuell verlorenes Vertrauen wiederherstellen.
- Vor allem Erwachsene setzen sich nach der Aufklärung intensiv mit ihrer Identität auseinander. Sie fragen sich, wer sie sind und ob sie dem Spender ähnlich sind. Dies sind normale Reaktionen. Für manche ist es wichtig, Informationen über den Spender zu erhalten oder ihn sogar kennenzulernen. In vielen Fällen wird dies jedoch nicht möglich sein, da die medizinischen Unterlagen vernichtet wurden. Dies kann Ohnmacht und Hilflosigkeit auslösen. Es ist für Ihren Sohn oder Ihre Tochter auch wichtig, dass Sie solche Reaktionen ernst nehmen. Manchmal sprechen Erwachsene die Hoffnung aus, Halbgeschwister, also andere Kinder des Spenders, kennenlernen zu können. In Ländern wie den USA (www.donorsiblingregistry.com) oder England (www.ukdonorlink.org.uk)

haben sich deswegen Organisationen gebildet, die mithilfe von DNA-Tests Erwachsenen, die mit Samen- und Eizellspende gezeugt wurden, die Möglichkeit bieten, Halbgeschwister kennenzulernen. Auch bei uns ist, wie oben beschrieben, mittlerweile eine solche Initiative im Aufbau (www.spenderkinder-register.de).

Eizellspende, Embryonenspende und Leihmutterschaft

Die Eizellspende und die Leihmutterschaft sind in Deutschland verboten, der Status der Embryonenspende ist nicht eindeutig, sie wird bislang jedoch in Deutschland nicht durchgeführt (siehe hierzu auch den entsprechenden juristischen Teil). Dennoch denken seit einigen Jahren immer mehr Paare über diese Behandlungen nach und einige reisen ins Ausland, um sie durchzuführen. Eine Embryonenspende oder Leihmutterschaft wird erfahrungsgemäß seltener erwogen als eine Eizellspende. Genaue Zahlen liegen nicht vor, aber es wird vermutet, dass die Zahl deutscher Paare, die im Ausland Behandlungen durchführen, die in Deutschland unter Strafe stehen, steigt.

In psychologischer Hinsicht sind bei diesen Formen der Familienbildung viele Fragen ähnlich wie bei der Samenspende. Auch hier wird empfohlen, die Kinder frühzeitig über ihre Entstehungsgeschichte aufzuklären und damit offen in der Familie und im Umfeld umzugehen. Für die Wunscheltern entstehen jedoch im Vorfeld viele und komplexe Fragestellungen.

Sowohl die Eizellspende als auch die Embryonenspende und die Leihmutterschaft werden häufig in Ländern durchgeführt, die einen niedrigeren Lebensstandard haben als Deutschland. Dies birgt die Gefahr der Kommerzialisierung und der finanziellen Ausbeutung junger Frauen, die aufgrund der erforderlichen Behandlungen Risiken eingehen. In vielen Ländern sind Samen- und Eizellspender/innen anonym. Das bedeutet, dass Kinder, die in diesen Ländern gezeugt wurden, nicht das Recht oder nicht die Möglichkeit besitzen, ihre biologische Abstammung zu erfahren. Es wachsen somit zurzeit in Deutschland zwei Gruppen von Kindern heran: diejenigen, die in Deutschland (oder in Ländern mit ähnlicher Regelung) ein Auskunftsrecht umsetzen können, und diejenigen, die dies nicht können. Hinzu kommt, dass Kinder, die im Ausland gezeugt werden, in der Regel auch von einer Spenderin und/oder einem Spender abstammen, der aus diesem Land stammt. Es liegen zurzeit keine Kenntnisse darüber vor, ob dies für die Kinder von Belang ist.

Die juristische Situation nach Eizell- und Embryonenspende ist eindeutig: Nach deutschem Recht ist die austragende Frau die Mutter, ihr Ehemann der Vater. Die juristische Zuordnung der Elternpositionen nach Leihmutterschaft ist schwierig, denn in vielen Ländern ist die Regelung wie in Deutschland: Die austragende Frau ist die Mutter, und diese muss das Kind zur Adoption freigeben. Die Wunscheltern (einerlei, ob Samen und/oder Eizelle von ihnen stammen oder nicht) müssen das Kind adoptieren. Dies ist in der Regel ein komplizierter, langwieriger und nicht immer erfolgreicher Prozess.

Sie sollten sich daher vor Behandlung im Ausland reiflich überlegen, ob Sie sich diesen Ungewissheiten aussetzen möchten.

Weiterhin können Sie Folgendes bedenken:

- Sie sollten als Paar gemeinsam überlegen, ob Sie ausreichend Kraft und Energie für eine Behandlung im Ausland haben. Dies ist vor allem wichtig, wenn Sie bereits mehrere fehlgeschlagene Behandlungen abschließen mussten. In manchen Fällen ist ein Nachdenken über ein Leben ohne Kind sinnvoll, in anderen eine längere Behandlungspause.
- Es ist hilfreich für Sie und später für das Kind, wenn Sie offen mit der Zeugungsart umgehen können – auch dann, wenn die Behandlung in Deutschland verboten ist, und auch dann, wenn die Spenderin anonym bleibt. Daher ist es auch hier ratsam, dass Sie mit Ihren Familienangehörigen und engen Freunden über Ihren Weg sprechen. Es ist für die meisten zudem eine große Erleichterung, zu wissen, dass das nahe Umfeld auch bei dieser Entscheidung hinter ihnen steht.
- Eine wichtige Voraussetzung für eine Behandlung im Ausland sind englische Sprachkenntnisse. Zwar gibt es in einigen Kliniken deutschsprachiges Personal, aber dies ist u. U. nicht immer verfügbar.
- Sie sollten sicherstellen, dass Sie den Behandlungsvertrag verstehen. Im Zweifelsfall kann es sinnvoll sein, ihn übersetzen zu lassen. Der Behandlungsvertrag soll Auskunft darüber geben, ob und ggf. wie Ihr Kind sein Auskunftsrecht umsetzen kann bzw. wie die Gesetzeslage im Be-

handlungsland ist. Auch sollten die Behandlungskosten sowie mögliche zusätzliche Kosten aufgeführt sein.

- Letztendlich sollten Sie auch Ihre ethische Haltung überprüfen: Es ist nicht nur eine Dilemmasituation, sondern auch befremdlich, zu wissen, dass man nur mit der Unterstützung einer weiteren Person ein Kind zeugen kann, dass diese Person sich jedoch Risiken unterzieht und hierfür eine finanzielle Kompensation erhält.

- Eine psychosoziale Kinderwunschberatung kann Sie auch hierbei unterstützen, damit Sie für sich eine stimmige Entscheidung treffenkönnen,

Juristische Themenstellungen

Helga Müller

Die Spendersamenbehandlung und das Recht

Zulässigkeit der Behandlung

Im Bereich der Spendersamenbehandlung hat es seit den 1950er Jahren eine fundamentale Änderung der Rechtsauffassungen gegeben. Wurde in den 1950er und 1960er Jahren noch über deren strafrechtliche Verfolgung – dafür setzten sich u. a. besonders die Ärztinnen- und Juristinnenverbände ein – diskutiert, enthielt sich das erste und bis heute einzige Gesetz, das unmittelbar die Fortpflanzungsmedizin betrifft, das Embryonenschutzgesetz (EschG), Ende der 1970er Jahre schon jeder Wertung. Fortan entschieden jedoch Ethik-Kommissionen über die Zustimmung zu entsprechenden medizinischen Maßnahmen. Die Zustimmung wurde lange Jahre nur für Ehepaare erteilt. Mit der gesetzlichen Gleichstellung nichtehelicher Kinder kam es zunehmend zur Erteilung der Zustimmung auch für die Behandlung nichtehelicher Paare. Im Zuge der Kindschaftsrechtsreform 2002 hat die Spendersamenbehandlung Eingang in das Bürgerliche Gesetzbuch gefunden. Ihre Zulässigkeit als solche steht inzwischen außer Frage. Mit den neuen Regelungen zum Kindschaftsrecht und zur Lebenspartnerschaft ist es auch zur Behandlung von Lebenspartnerinnen, nicht verpartnerten lesbischen und alleinstehenden Frauen gekommen, obgleich Richtlinien der Landesärztekammern (LÄK) die Behandlung von Lebenspartnerinnen und alleinstehenden Frauen ausschließen. Deren ethische Vertretbarkeit ist in der Ärzteschaft unverändert umstritten.

Im europäischen Vergleich fehlt es in Deutschland an klaren Regelungen u. a. zur Unterhaltsfreiheit des Samenspenders, zur Aufbewahrung der Spenderdaten aus anderen als geweberechtlichen Erwägungen und zu Auskunftspflichten gegenüber Kindern spätestens ab Eintritt ihrer Volljährigkeit. Beispielhaft für ausländische Regelungen ist das dänische *Lov om kunstig befrugtning i forbindelse med laegelig behandling, diagnostik og forskning m.v.*, ein Gesetz, das auch einzelne familienrechtliche Rechtsfolgen regelt. Beachtenswert ist ferner der französische *Code de la Santé Publique*, der in

Kapitel 3 umfassende ethische Regelungen und Bestimmungen zu den Regeln der Forschung und Anwendung sowie differenzierte Bestimmungen zur Spendersamenbehandlung enthält. England hat verschiedene einschlägige Regelungen im *Surrogacy Arrangements Act 1985*, im *Human Cloning Act 2001* und im *Human Reproductive Act 2001. The Medical-Research Involving Human Subjects Act (WMO)* der Niederlande enthält immerhin Regeln zu den Kontrollgremien. Das Schweizer Fortpflanzungsmedizingesetz aus dem Jahr 1998 regelt sämtliche zulässige Verfahren der medizinisch unterstützten Fortpflanzung unter Berücksichtigung des Familienstandes. Das Gesetz ist im Ergebnis – gemessen an der deutschen Rechtslage – allerdings erheblich enger gefasst. Für den Bereich der Spendersamenbehandlung bei lesbischen und alleinstehenden Frauen gilt das griechische Gesetz zur medizinischen Assistierung bei der Humanreproduktion 3089/2002 als vorbildlich.

Die Rechtssprache unterscheidet sich bei der Spendersamenbehandlung von der Sprache der Mediziner, Psychologen und Soziologen. In der Rechtssprache gibt es keine»donogene«Insemination. Im EschG aus dem Jahr 1991, einem Strafgesetz, das keinen Bezug zum Familienrecht herstellt, wird der Begriff»Insemination«als Synonym für die künstliche Befruchtung einer Eizelle verwendet (§ 1 Abs. 1 Nr. 2), außerdem für das künstliche Bewirken, dass eine menschliche Samenzelle in eine menschliche Eizelle eindringt (§ 1 Abs. 2 Nr. 1) und für das künstliche Verbringen einer menschlichen Samenzelle in eine menschliche Eizelle (§ 1 Abs. 2). Im Sozialrecht ist allein das Beiwort»homolog«gebräuchlich. Gemeint ist die abrechnungs- und erstattungsfähige Insemination im homologen System (§ 27a Abs. 1 Nrn. 3 und 4 SGB-V).»Homolog«ist die Insemination, wenn die Herbeiführung einer Schwangerschaft ausschließlich durch Ei- und Samenzellen vom Ehegatten erfolgt. Da bei der donogenen Insemination der Samen eines Dritten verwendet wird, ist diese nicht»homolog«, sondern»heterolog«, wird also nicht erfasst.

Das Bürgerliche Gesetzbuch (BGB) spricht in § 1600 Abs. 5 von der künstlichen Befruchtung mittels Samenspende.

Die Samenspende setzt einen Samenspender voraus. Spender ist im Sinne der Richtlinien der Fortpflanzungsmediziner stets jeder lebende oder verstorbene Mensch, der als Quelle von menschlichen Zellen fungiert. Eine

Spende ist die Abgabe von Zellen zur Verwendung beim Menschen. Vor Verwendung wird die Spende konserviert, gelagert und verteilt. Konservierung liegt vor bei einem Einsatz chemischer Stoffe, veränderter Umgebungsbedingungen oder sonstiger Mittel während der Verarbeitung mit dem Ziel, eine biologische oder physikalische Beeinträchtigung von Zellen zu verhüten oder zu verzögern. Eine Lagerung ist gegeben, wo die Samenspende als Produkt unter angemessenen kontrollierten Bedingungen bis zur Verteilung aufbewahrt wird. Verteilt wird die Spende durch die Abgabe an einen menschlichen Empfänger. Die Rechtssprache fasst die notwendigen Vorgänge zur Konservierung und Lagerung von Samenzellen unter den Regeln der ärztlichen Kunst zusammen.

Die Zulässigkeit der Spendersamenbehandlung, ihre Modalitäten und Einzelheiten zu Aufklärungs-, Sorgfalts- und Auskunftspflichten sind aus dem Normenkatalog des Grundgesetzes (GG), aus dem Bürgerlichen Gesetzbuch (BGB), aus dem Embryonenschutzgesetz (ESchG), aus dem Personenstands- und Adoptionsrecht und aus den Strafgesetzen abzuleiten. Die von Ärzten zu beachtenden berufsrechtlichen Regelungen sind diesen Normen nachgeordnet. Sie dürfen keine Verbote begründen, die nicht bereits durch Parlamentsrecht gegeben sind.

Das GG enthält einen Kanon von Freiheitsrechten, die nur ausnahmsweise eingeschränkt werden dürfen. Geschützt werden die Menschenwürde, das Recht auf Mutterschaft (als Ausfluss der Menschenwürde und des allgemeinen Persönlichkeitsrechts, vgl. Müller 2008, 573–580) und auf Vaterschaft (der Beschluss des Bundesverfassungsgerichts 2008 spricht dieses explizit auch dem Mann zu, der ein bewusst wahrheitswidrig abgegebenes Vaterschaftsanerkenntnis abgegeben hat), das Recht auf Kenntnis der eigenen Abstammung (als Ausfluss der Menschenwürde, vgl. Urteil des Bundesverfassungsgerichts 1979), die freie Entfaltung der Persönlichkeit und Selbstbestimmung, die persönliche und die wirtschaftliche Handlungsfreiheit, die Ehe, die Familie und andere Lebensformen (das Bundesverfassungsgericht 2002 hat zugunsten der Lebenspartnerschaft den vorrangigen Schutz der Ehe aufgegeben) sowie die Berufsfreiheit von Ärzten. Daraus werden spezielle Freiheitsrechte abgeleitet, wie das Recht auf sexuelle Selbstbestimmung (vgl. Beschluss des Bundesverfassungsgerichtes 2008/2 und die Urteile des Bundesverfassungsgerichts 2006 zum Transsexuellengesetz), auf Geheimhaltung des eigenen Geschlechtslebens

(vgl. Beschluss des Bundesverfassungsgerichtes 1997 und das Urteil des
Bundesverfassungsgerichtes 1979) und das Recht auf Familie (Art. 6 Abs. 1
GG). Grundsätzlich bezieht sich der Schutz auf das Verhältnis des Bür-
gers zum Staat. Von Staatswegen dürfen die Freiheitsrechte nur unter bestimmten Voraussetzungen eingeschränkt werden, etwa bei Verletzung der
Rechte anderer und bei einem Verstoß gegen die verfassungsmäßige Ordnung und das Sittengesetz. Zunehmend dehnt die Rechtspraxis die Wir-
kungen der Grundrechte, besonders der Menschenwürde, auch auf die
Beziehung von Bürgern untereinander aus. Das gilt besonders für Verträge zwischen Privatpersonen wie für die Behandlungsverträge zwischen
Wunscheltern und Arzt. Die Spendersamenbehandlung an sich vornehmen lassen zu können oder selbst vorzunehmen ist hiernach ein Freiheits-
recht. Ein Verbot ist aus der Verfassung selbst nicht abzuleiten.

Das BGB (§ 1600 Abs. 5) erkennt die Spendersamenbehandlung heute als
dem Sittengesetz entsprechend an. Das früher unabdingbare Recht eines
Mannes, die Vaterschaft anfechten zu können, wenn Umstände gegen die-
selbe sprechen, besteht nicht mehr, wenn Ehegatten oder eine Frau mit
einem Mann, mit dem sie nicht verheiratet ist, vertraglich vereinbart haben, dass der Mann die soziale Vaterschaft übernimmt. Hat ein Mann die
Vaterschaft anerkannt, obgleich er wusste, dass das Kind nicht von ihm
abstammt, entfällt sein schutzwürdiges Interesse an der statusrechtlichen
Feststellung eben dieser fehlenden Abstammung endgültig. Es bleibt ihm
nur die Anfechtung des Vertrages aufgrund von Wirksamkeitshindernis-
sen (z. B. wegen Einschränkungen seiner Geschäftsfähigkeit), die bei Abschluss des Vertrages bestanden. Im Erfolgsfall lebt das Anfechtungsrecht
wieder auf.

Der Gesetzgeber hat in Bereichen, die die sexuelle Selbstbestimmung und
die Fortpflanzung betreffen, im Einklang mit den Schranken verfassungs-
mäßiger Rechte Verbotsgesetze geschaffen. Zu denken ist an das Inzestverbot, das Abtreibungsverbot und das Adoptionsvermittlungsgesetz. Für
irgendwelche Konstellationen der Spendersamenbehandlung ist es zu
keinen derartigen Verbotsgesetzen gekommen. Solche stünden auch im
Widerspruch zu § 1600 Abs. 5 BGB. Auch das ESchG verbietet weder die
Spendersamenbehandlung als solche noch die Anwendung bei bestimmten Personen oder unter bestimmten Lebensumständen. Solange eine Samenzelle zur Herbeiführung einer Schwangerschaft verwendet wird, ist

die Insemination ungeachtet des Familienstandes zulässig. Wer Vater des Kindes aus der Insemination wird und, ob es überhaupt einen rechtlichen Vater geben wird, hat den Gesetzgeber des ESchG nicht interessiert. Anderes gilt für die Frage der Mutterschaft bei der Verwendung von Eizellen. D. h., das Auseinanderfallen von biologischer und sozialer Mutterschaft, wie bei der Ersatz- oder Leihmutterschaft, ist verboten, das Auseinanderfallen von biologischer und sozialer Vaterschaft nicht.

Spendersamenbehandlungen sind nach dem Gesetz an folgende Regeln gebunden:

- Samenspender kann jeder zeugungsfähige Mann sein. Unerheblich ist, ob er mit oder ohne Zustimmung seiner Ehefrau bereits mehrfach gespendet hat (Frankreich z. B. begrenzt die Samenspende auf 10 gezeugte Kinder).
- Es darf nur Samen eines lebenden Mannes verwendet werden.
- Der Spendersamen darf nicht zur Herbeiführung eines bestimmten Geschlechts des Wunschkindes nach Geschlechtschromosomen ausgesucht werden. Eine Ausnahme gilt, wenn etwa eine genetische Untersuchung der Frau, deren Eizelle befruchtet werden soll, eine Veranlagung zu schwerwiegenden Erbkrankheiten bei der Verbindung mit bestimmten Geschlechtschromosomen ergeben hat und eine solche Erkrankung verhütet werden soll.
- Die Frau, deren Eizelle befruchtet wird, muss in die Behandlung eingewilligt haben; ohne Einwilligung liegt eine strafbare Körperverletzung vor.
- Der Samenspender muss in die Verwendung des Samens eingewilligt haben; sonst ist die Verwendung strafbar; als körperliches Produkt ist die Samenzelle vom allgemeinen Persönlichkeitsrecht umfasst; wie bei der Organspende und der Blutspende kann der Spender seine Einwilligung bis zum Einbringen in den fremden Körper widerrufen.
- Die künstliche Befruchtung/Insemination darf im Interesse der Gesundheitsvorsorge für Frau und Kind nur durch einen Arzt vorgenommen werden; ohne Arzt ist sie strafbar. Eine Ausnahme besteht für die Frau, die sich den Samen des Spenders selbst einführt, und den Mann, dessen Samen zu einer künstlichen Insemination verwendet wird.
- Die Konservierung von Spendersamen und seine Verwendung sind an die Regeln der ärztlichen Kunst gebunden; verwendeter Samen muss

aus medizinischer Sicht einwandfrei sein und darf nach dem Stand der
Wissenschaft keine Gefahr für die Gesundheit der Frau und das zu zeugende Kind verursachen.

Aufklärungs-, Sorgfalts-, Schweige- und Haftpflichten des Arztes

Nach allgemeinem Arztrecht ist ein Arzt, in erster Linie der behandelnde
Spezialist, aber auch der, der lediglich die Aufklärung über den Eingriff
übernommen hat, verpflichtet, über die Risiken aufzuklären, die mit der
bevorstehenden Behandlung verbunden sind. Die Aufklärung muss so
rechtzeitig vor der Behandlung erfolgen, dass die Patientin frei erken-
nen und entscheiden kann, ihr also bis zum Eingriff genügend Bedenk-
zeit bleibt und sie nicht unter Entscheidungsdruck steht. Worüber und in
welchem Umfang aufzuklären ist, richtet sich nach dem Einzelfall. Dabei
können bereits vorhandene Untersuchungsergebnisse und bereits vorhan-
denes Wissen über Einzelheiten des Eingriffs eine Richtschnur sein. Der
Spendersamenbehandlung vorausgehen muss die Diagnose der zugrunde-
liegenden Zeugungsunfähigkeit auf Seiten des Mannes oder der Unfruchtbarkeit der Frau. Fehlerquellen hinsichtlich der Diagnose sind anzuspre-
chen. Methoden und Erfolgsaussichten der Spendersamenbehandlung wie
der ICSI, MESA und TESE, der Hormonstimulierung, der Eizellentnahme
und des Transfers einer befruchteten Eizelle in die Gebärmutter im Falle
einer IVF sind in die Aufklärung einzubeziehen. Mögliche körperliche Belastungen, die durch Wiederholungen der Behandlung, durch die hormonelle Kontrolle von Zyklen, durch die hormonelle Stimulation und durch
Gefahren aus der Konservierung des Spendersamens eintreten können,
sind abzuwägen. Eventuell nötige zusätzliche Eingriffe sind zu besprechen.

Die Beweislast für eine ausreichende Aufklärung und die Einwilligung in
die Behandlung hat stets der Arzt. Deshalb verlangt er regelmäßig eine
schriftliche Bestätigung über die umfassende Aufklärung. Zu unterschrei-
ben ist nur, was der tatsächlichen Aufklärung und der besprochenen Behandlung entspricht. Ein Mangel in der Aufklärung richtet sich gegen das
Recht der Patientin, über ihre körperliche Integrität selbst zu bestimmen.
Ein Aufklärungsmangel macht den Eingriff rechtswidrig, weil es an einer
wirksamen Einwilligung fehlt. Bei einem Verschulden des Arztes liegt eine

strafbare Körperverletzung vor. Der Arzt muss für Schäden aus der Behandlung haften.

Vom Arzt zu beachten sind neben den allgemeinen Regeln der ärztlichen Kunst und den Vorschriften des ESchG, des StGB, des BGB und der einschlägigen Gesundheitsvorschriften sämtliche Vorschriften, die in Umsetzung der Geweberichtlinie des Europäischen Parlaments (2004) Eingang in das Gesetz über Qualität und Sicherheit von menschlichen Geweben und Zellen (Gewebegesetz), in das Gesetz über die Spende, Entnahme und Übertragung von Organen und Geweben (Transplantationsgesetz/TPG) und in das Gesetz über den Verkehr mit Arzneimitteln (AMG) gefunden haben. Am Rande können auch das Gesetz zur Regelung der Gentechnik (GenTG) und das Produkthaftungsgesetz (ProdHaftG) betroffen sein. Dabei ist umstritten, ob es sich bei menschlichem Samen überhaupt um ein Produkt handelt.

Die Regeln der ärztlichen Kunst ergeben sich zu einem gewichtigen Teil aus Richtlinien, die von den Ärztekammern oder vom Bundesausschuss der Ärzte und Krankenkassen herausgegeben worden sind. Im Falle der künstlichen Befruchtung gibt es Richtlinien der Bundesärztekammer aus dem Jahr 2006, die von den LÄK zum Anhang an die Berufsordnungen gemacht worden sind. Für die Spendersamenbehandlung hat darüber hinaus der Arbeitskreis für donogene Insemination e. V. Richtlinien ausgearbeitet (Hammel et al. 2006). Diese binden derzeit nur die Mitglieder des Arbeitskreises auf freiwilliger Basis. Problematisch sind die in den Richtlinien der LÄK enthaltenen nichtmedizinischen Anforderungen zum Familienstand (Ehepaar oder nichteheliche Lebensgemeinschaft) bei einer Spendersamenbehandlung (vgl. dazu Müller 2008). Es handelt sich bei diesen nichtmedizinischen Anforderungen um ethische Entscheidungen von Ärztegremien, die lediglich berufsrechtliche Bedeutung haben, aber nichts über die allgemeine Rechtslage sagen. Sie haben insbesondere keine Bindungswirkung im Verhältnis von Arzt und Patient.

Einen besonderen Bereich betreffen die vertraglichen Vereinbarungen über die Spendersamenbehandlung und die Kosten. In dieser Hinsicht tragen beide Seiten eine Verantwortung. Beide Seiten müssen dafür sorgen, dass es nicht zum Abschluss eines Vertrages kommt, der gegen die guten Sitten verstößt. In der Verantwortung beider Seiten liegen auch die gegensei-

tig geschuldeten Leistungen, auf der Seite des Arztes also eine den ärztlichen Regeln entsprechende Behandlung und auf der Seite der Patientin die
Ausgleichung der Behandlungskosten. Hat eine Frau durch den Abschluss
eines sittenwidrigen Vertrages, durch die periodische Inanspruchnahme
der Leistungen des Arztes und durch laufende Zahlungen zum Ausdruck
gebracht, dass sie den Arzt unabhängig von der zivilrechtlichen Wirksam-
keit des Vertrages bezahlen will, dann besteht für sie kein Rückforderungs-
anspruch, falls der Vertrag vor Gericht als nichtig festgestellt werden sollte
(AG Essen, FamRZ 1992, 936–938).

Das ärztliche Berufsrecht und § 203 Abs. 1 Nr. 1 StGB verpflichten jeden
Arzt zur Verschwiegenheit. Die Schweigepflicht trägt dem informationellen Selbstbestimmungsrecht eines jeden Patienten Rechnung. Sie betrifft
diejenigen Geheimnisse, die zum persönlichen Lebensbereich der Patientin und des Mannes an ihrer Seite gehören und die dem Arzt als Arzt anvertraut worden sind. Das sind alle Tatsachen, an deren Geheimhaltung
die Wunscheltern von ihrem Standpunkt aus ein sachlich begründetes Interesse haben. Das sind z. B. die Gründe für die Samenspende, die Art der
Zeugung und die Daten des Samenspenders. Das Geheimhaltungsinteresse von Patienten wird durch vorgeschriebene gesundheitsrechtliche
Kontrollen durchbrochen, wie sie sich u. a. aus §§ 8d Abs. 2, 13a, 15 TPG ergeben und seit dem Jahr 2007 von behandelnden Ärzten und Samenbanken dokumentiert werden.

Sämtliche Zellen, die gelagert und verteilt werden, müssen vom Spender
zum Empfänger und umgekehrt zurückverfolgt werden können und dem-
entsprechend dokumentiert werden (§ 13a TPG i. V. m. §§ 6 Abs. 1, 5 Abs. 1
Nr. 1, 7 TPG-GewVO). Die Rückverfolgbarkeit betrifft auch Daten, die mit
diesen Zellen in Berührung gekommen sind. Das bedeutet, dass entweder eine Code-Nummer und/oder die Identität des Spenders aufgezeichnet
werden muss/müssen. Verlangt wird eine Aufbewahrung der gesundheitlichen Daten für 30 Jahre über den Tag der klinischen Verwendung hinaus
(§ 15 Abs. 2 TPG). Andere Stellen als die, die mit der Überwachung des verwendeten Spendenmaterials beauftragt sind, können allerdings keinen Zugriff auf diese Daten nehmen. Insbesondere ist das Finanzamt nicht be-
rechtigt, Rückgriff auf derartige Datenbanken zu nehmen, um womöglich
die Versteuerung der Auslagenvergütungen für Samenspenden zu überprüfen, wie dies derzeit in Dänemark diskutiert wird. Hier gilt das allge-

meine Datenschutzrecht (§ 38 BDSG – Bundesdatenschutzgesetz). Von diesem Datenschutzrecht ausdrücklich ausgenommen ist nach § 14 Abs. 3 TPG im Falle der Samenspende lediglich das Recht des Kindes auf Kenntnis der eigenen Abstammung. Auch dieses durchbricht das Geheimhaltungsinteresse von Eltern, besonders wenn diese im Kindeswohlinteresse darauf verzichten. Mit der Schweigepflicht des Arztes bzw. dem Geheimhaltungsinteresse der Patienten gleichfalls kollidieren kann die allgemeine ärztliche Dokumentationspflicht, die eine 10-jährige Aufbewahrung von Daten vorschreibt. Nach der Rechtsprechung erfasst sie Feststellungen über die körperliche Befindlichkeit eines Patienten sowie Aufzeichnungen über die Umstände und den Verlauf der durchgeführten Behandlung (BGH NJW 1983, 328, 330; 2075; LG Heidelberg VersR 1989, 595). Sie dient aber vor allem den gesundheitlichen Interessen der Patienten selbst. Im Rahmen der Spendersamenbehandlung hat die allgemeine ärztliche Dokumentationspflicht wegen der vorgenannten Pflichten inzwischen eine untergeordnete Bedeutung.

Die Dauer der Aufbewahrung der Spenderdaten im Kindeswohlinteresse mit Blick auf das mit der Zeugung entstehende Recht des Wunschkindes auf Kenntnis seiner Abstammung wird unten (S. 126) nochmals thematisiert werden. Bei einer vertraglichen Vereinbarung einer Aufbewahrungsfrist von 30 Jahren oder auch 60 Jahren analog der Regelung in § 9b Abs. 1 Adoptionsvermittlungsgesetz für die Akten der leiblichen Eltern verzichten Wunscheltern ausdrücklich auf die Bindung des Arztes an die Verschwiegenheit. Eine solche Vereinbarung begründet sogar eine Verhaltenspflicht des Arztes zugunsten des Wunschkindes.

Schadensersatzpflichten eines Arztes oder einer Samenbank entstehen nur, sofern sog. Schadensersatzansprüche begründet werden können. Als Schadensersatzanspruch kommen Ansprüche aus einer Vertragsverletzung oder aus einer rechtswidrigen Verletzung eines Rechtsgutes wie der Gesundheit und des Lebens oder der Verletzung eines Schutzgesetzes in Betracht. Erforderlich sind jeweils eine Verletzungshandlung und ein Verschulden des Arztes.

Sollte also ein Arzt trotz einer vertraglichen oder gesetzlichen Aufbewahrungspflicht von Daten diese nicht zur Aufbewahrung gebracht haben oder deren Untergang vorsätzlich oder fahrlässig zu vertreten haben, dann hat

er für daraus folgende Schäden – z. B. aus Vertragsverletzung – Ersatz zu
leisten. Schwierigkeiten bereitet ein solcher Schadensersatzanspruch bis
heute aber noch hinsichtlich der Definition des Schadens und der angemessenen Schadensersatzsumme.

Schäden müssen grundsätzlich bezogen auf den Einzelfall definiert werden. Sie unterliegen keinem Numerus clausus. Denkbar sind Schäden vor
allem auch aus dem weiten Feld der Gesundheit des Wunschkindes. Den
Schadenseintritt muss der Anspruchsteller nachweisen.

Die Spendersamenbehandlung bedingt typischerweise zwei Schadens-
bilder. Die Frau, deren Eizelle befruchtet wird, kann Gesundheitsschä-
den erleiden, etwa weil die Gebärmutter beschädigt worden ist. Und das
Wunschkind kann mit Behinderungen geboren werden, die sowohl den
Unterhaltsbedarf als auch den von den Eltern zu leistenden Sorgeaufwand
beträchtlich erhöhen. Bei Körperschäden der Frau, die durch sorgfaltswid-
riges Verhalten des Arztes entstanden sind, sind die Kosten der Heilbehandlung und eventuelle besondere Aufwendungen für die Fortführung
ihres Lebens zu erstatten. Es gilt das Haftungsrecht, wie es für jede medizinische Behandlung einschlägig ist. Hinsichtlich des Kindes ist zu berücksichtigen, dass das Dasein eines Kindes als Schadensquelle per se aus-
scheidet. Es kann aber zu einer Schadensersatzpflicht wegen zusätzlicher
Aufwendungen kommen, weil der Schutz vor bestimmten Belastungen,
wie bei einer fehlerhaften genetischen Beratung vor Zeugung eines genetisch behinderten Kindes, Vertragszweck war (vgl. Bundesgerichtshof
2006 unter Bezug u. a. auf den Beschluss des Bundesverfassungsgerichtes
1997 = BVerfGE 96, 375 ff.).

Die Frage, ob Ärzte im Schadensersatzwege auch auf Unterhalt für das be-
dürftige Kind in Anspruch genommen werden können, wenn die Wunscheltern als Versorger ausfallen und auf den Samenspender nicht zugegrif-
fen werden kann, ist jedenfalls für diejenigen Fälle zu verneinen, in denen
Ärzte und Wuncheltern die Unterhaltspflicht vertraglich eindeutig den
Wuncheltern auferlegt haben. Ärzte haben in solchen Fällen kein Risiko
übernommen. Das Kind selbst hat keinen Schadensersatzanspruch aus
Delikt, weil derzeit kein Schutzgesetz die Spendersamenbehandlung nur
mit einem unterhaltsbereiten Mann vorschreibt.

Die Verwandtschaft sowie Eltern- und Vaterschaft

Das BGB spricht von Verwandtschaft, die an die Abstammung gebunden ist (§1589 BGB), und im selben Kapitel des BGB zusätzlich von einer Elternschaft, die aus der biologischen Mutterschaft und Vaterschaft bestehen kann, aber nicht bestehen muss (§§1591ff. BGB). Mit der Abstammung scheint sich das Recht der Natur zu beugen. Mit den nachfolgenden Regelungen wird dies revidiert, indem im Hinblick auf die stets unsichere Vaterschaft mit Vermutungen gearbeitet wird. Mutter eines Kindes ist nach dem Gesetz stets diejenige Frau, die das Kind geboren hat (§1591 BGB). Ein Vater muss nicht der Erzeuger sein. Vaterschaft entsteht (§§1592–1598, 1600d BGB, 182 Abs. 1 FamFG) entweder dadurch,

1. dass ein Mann zum Zeitpunkt der Geburt mit der Mutter des Kindes verheiratet ist,
2. dass ein Mann die Vaterschaft vorgeburtlich oder nach der Geburt mit Zustimmung der Mutter anerkannt hat oder
3. dass die Vaterschaft eines Mannes nach der Geburt aufgrund der Angaben der Mutter und eines Abstammungsgutachtens gerichtlich festgestellt worden ist, wenn keine Vaterschaft der beiden zuvor genannten Alternativen gegeben ist.

Hiernach können die natürliche und die rechtliche Verwandtschaft in der Person des Vaters auseinanderfallen. Verwandtschaft wird damit in einem sozio-kulturellen Sinne verstanden. Der daraus gegebene rechtliche Begriff der Verwandtschaft hat zur Folge, dass er als »Tatbestand« fungiert, an den »Rechtsfolgen« geknüpft sind (vgl. Engisch 2010, S. 41ff.). Nach Maßgabe der bereits genannten Möglichkeit der vertraglichen Vereinbarung der Vaterschaft (§1600 Abs. 5 BGB) kann es bei der Spendersamenbehandlung hiernach zu verschiedenen Konstellationen kommen:

1. Das Wunschkind wird in eine Ehe geboren, nachdem der Ehemann die Einwilligung in die Spendersamenbehandlung erklärt hat. Der Ehemann wird qua Gesetz Vater des Kindes. Er kann diese Vaterschaft nicht anfechten. Anfechten kann binnen einer Frist von zwei Jahren ab Kenntnis nur das Kind, während seiner Minderjährigkeit im wohlverstandenen Kindesinteresse auch ein sorgeberechtigter Elternteil. Die erfolgreiche Anfechtung führt zur Vaterlosigkeit. Das Kind kann nach Herbeiführung der Vaterlosigkeit einen Antrag auf gerichtliche Feststellung des Samenspenders als Vater stellen.

2. Das Wunschkind wird in eine Ehe geboren, ohne dass der Ehemann zur Spendersamenbehandlung seine Einwilligung erklärt hat. Der Ehemann wird qua Gesetz Vater, kann die Vaterschaft aber binnen zwei Jahren gerichtlich anfechten. Die erfolgreiche Anfechtung führt zur Vaterlosigkeit des Kindes. Im Falle der Kenntnis des Samenspenders kann dieser gerichtlich als Vater festgestellt werden.

3. Das Wunschkind wird nichtehelich geboren, nachdem ein Mann die Einwilligung zur Spendersamenbehandlung der Mutter erteilt hat. Der Mann wird Vater, wenn er die Vaterschaft über die Einwilligung hinaus vor- oder nachgeburtlich anerkennt und die Mutter dem Anerkenntnis zustimmt. Der Mann kann die Vaterschaft nicht mehr anfechten.

4. Das Wunschkind wird nichtehelich geboren, ohne dass ein Mann die Einwilligung zur Spendersamenbehandlung der Mutter erteilt hat. Das Kind ist vaterlos, solange kein Mann die Vaterschaft vor- oder nachgeburtlich mit Zustimmung der Mutter anerkennt. Die Vaterlosigkeit kann mit Zustimmung der Mutter jederzeit durch das Vaterschaftsanerkenntnis eines Mannes beendet werden. Diese Konstellation wird gelegentlich in gleichgeschlechtlichen Partnerschaften oder Lebensgemeinschaften oder von alleinstehenden Frauen erwogen und gewählt, die im Wege der Spendersamenbehandlung eine Familiengründung beabsichtigen.

5. Das Wunschkind wird in eine Lebenspartnerschaft geboren, nachdem die Lebenspartnerin die Einwilligung in die Behandlung ihrer Frau erteilt hat. Sofern der Samenspender unbekannt ist und kein Mann durch Anerkenntnis oder gerichtliche Feststellung rechtlicher Vater geworden ist, besteht Vaterlosigkeit des Kindes. Die Lebenspartnerin, die in häuslicher Gemeinschaft mit der Mutter lebt, erwirbt mit der Geburt des Kindes nach § 9 Lebenspartnerschaftsgesetz (LPartG) das sog. kleine Sorgerecht. Sie kann das Kind ihrer Frau außerdem adoptieren (§§ 9 Abs. 7 LPartG, 1741 ff. BGB), sodass eine Zwei-Mütter-Familie entsteht. Die Adoption durch die Lebenspartnerin ist inzwischen vielfach praktiziert worden, wenngleich Erfahrungen noch nicht bei allen Jugendämtern und Familiengerichten vorliegen. Der zuständige Vormundschaftsrichter hört das Jugendamt nach Eingang des Antrages an und entscheidet unter Berücksichtigung der Dauer der Partnerschaft in der Regel im Zeitraum von 6 Monaten bis 1 Jahr nach der Geburt zugunsten der Adoption. Besteht die Lebenspartnerschaft bereits bei Zeugung des Kindes, empfiehlt es sich, den Antrag alsbald nach der Geburt, spätestens 6

Monate danach, zu stellen, damit zeitnah Rechtssicherheit für die Familie geschaffen wird. Zu berücksichtigen ist die neueste Rechtsprechung des Europäischen Gerichtshofes, die bei Benachteiligung lesbischer Frauen im Falle eines Adoptionsantrages Schadensersatzpflichten entstehen lässt (*European Court of Human Rights* (ECHR) Application no. 43546/02; Case of E. B. v. France, Urteil vom 22.01.2008).

6. Das Wunschkind bleibt vaterlos und kann deshalb den Samenspender als Vater gerichtlich feststellen lassen, wenn dieser ihm namentlich und mit einer Adresse bekannt wird, an die ein gerichtlicher Antrag zugestellt werden kann (§ 1600d BGB). Dafür gibt es keine Frist. Das Kind muss den Mann mit seinem Namen und seiner Adresse benennen, der als biologischer Vater in Betracht kommt. Hiernach wird das Gericht zu dessen Vaterschaft ein Abstammungsgutachten einholen.

Das vom Bundesverfassungsgericht 2007 geforderte Gesetz zur Klärung der Vaterschaft unabhängig vom Anfechtungsverfahren hat einen Anspruch geschaffen, durch den ein rechtlicher Vater von der Mutter und dem Kind verlangen kann, dass Mutter und Kind in eine genetische Untersuchung einwilligen, durch die die leibliche Abstammung geklärt wird (§ 1598a BGB). Es handelt sich bei diesem Anspruch nicht um einen Anspruch eines jeden Mannes auf Klärung seiner auf natürlichem oder künstlichem Wege lebenslang herbeigeführten Zeugungen von Kindern. Im Falle der Spendersamenbehandlung ist dieser Anspruch bedeutsam, wenn ein Ehemann oder ein nichtehelicher Lebensgefährte keine Einwilligung in die Behandlung erklärt hat, aber qua Gesetz oder Anerkenntnis im Glauben an die eigene Erzeugerstellung rechtlicher Vater geworden ist. Die rechtliche Vaterschaft wird durch den Anspruch auf die genetische Untersuchung per se noch nicht angegriffen. Dazu bedarf es weiterer Schritte, wie den der Anfechtung der Vaterschaft.

Voraussetzungen einer gelingenden Familiengründung mit Spendersamen bei Lebenspartnerinnen und alleinstehenden Frauen

Die Familiengründung mit Samen eines anonymen Spenders führt bei Lebenspartnerinnen und alleinstehenden Frauen zu keinen anderen Rechtsfragen als bei Ehegatten oder nichtehelichen Lebensgefährten. Hinzu treten lediglich besondere Implikationen familien- und sozialrechtlicher Art, auf die unten noch einzugehen sein wird. Lebenspartnerinnen und alleinstehende Frauen haben in der jüngeren Vergangenheit jedoch immer häufiger Samenspender aus ihrem Bekanntenkreis oder vermittelt durch ihren Bekanntenkreis gewählt. Sie haben die Samenspende entweder zur Selbstbefruchtung verwendet oder die Insemination in einer Arztpraxis vornehmen lassen. Es ist zu erwarten, dass diese Praxis auch in der Zukunft eine Rolle spielen wird. Bei den Samenspendern handelt es sich zumeist um homosexuelle Männer, die aufgrund ihrer Lebensform in einer Lebenspartnerschaft mit einem anderen Mann oder in offenen Verbindungen zu anderen Männern keine Gelegenheit zur Zeugung eigener Kinder auf natürlichem Weg haben. Oftmals besteht bei diesen Männern dennoch der Wunsch, eigenen Nachwuchs zu zeugen. Dieser Wunsch wächst mit zunehmendem Alter. Der Umstand, dass das Kind aus einer solchen Samenspende nicht in der eigenen, sondern in einer anderen, ihnen persönlich bekannten, nämlich der Zweimütterfamilie aufwachsen wird, wird in ihren konfliktträchtigen Konsequenzen von allen Beteiligten vielfach im vorhinein nicht umfassend genug reflektiert und selten nur zu sinnvoll ausgeformten Regelungen geführt. Mit der anstehenden Geburt des Kindes entsteht dann Streit, der alle Beteiligten unnötig belastet. Dieser Streit beginnt u. U. bei dem Recht des Samenspenders auf Anwesenheit bei Arztgesprächen während der Schwangerschaft und bei der Geburt. Er betrifft ganz allgemein Auskunftsrechte die Gesundheit von Mutter und Kind betreffend. Er geht weiter, wenn es um die Benennung des Samenspenders als Vater beim Standesamt geht oder um die Freigabe/Einwilligung zur Adoption des Kindes durch die Mitmutter und den Umfang angestrebter, mit dem Kindeswohl und dem Lebensalltag der Zweimütterfamilie vereinbarer Umgangsrechte. Ein besonders heikler Punkt ist vielfach die Sprachregelung zur Rolle des Samenspenders als »Erzeuger« oder »Vater«. Aus allen solchen Streitigkeiten folgt dann eventuell noch eine gerichtliche Auseinandersetzung um den Kindesunterhalt. Absolut sicher verhindern lässt sich ein solcher Start in die Familiengründung nicht. Durch zwei Vorbedingungen der Samenspende wird die Wahrscheinlichkeit von Streitigkeiten jedoch stark reduziert. Zum einen muss vor der Geburt ein Vertrag zwischen den Beteiligten abgeschlossen werden, der die vorgenannten potentiellen Streitpunkte mit Blick auf das Kindeswohlinteresse regelt. Zum anderen dürfen die Beteiligten keine Familiengründung erzwingen wollen. Das heißt, sie sollten den Samen nicht weggeben bzw. annehmen und zur Insemination verwenden, bevor es tatsächlich zu einer Einigung über die Einzelheiten der Familiengründung bzw. die Rechte und Pflichten der Beteiligten gekommen ist. Geheime Vorbehalte und Ansprüche führen letztlich immer wieder zu vermeidbaren Streitigkeiten.

Die möglichst schriftlich niederzulegende und von allen Beteiligten zu unterzeichnende Einigung sollte unbedingt die gewünschte Art und den Umfang der künftigen Anbindung des Samenspenders an die Zweimütterfamilie beschreiben und festlegen, was auf jeden Fall vermieden werden soll. Das betrifft

- die Rechte des Samenspenders auf Auskunft über die Schwangerschaft,
- seine spätere Stellung als bloßer Erzeuger oder als Vater und
- seine Umgangsrechte ab dem Zeitpunkt der Freigabe zur Adoption durch die Mitmutter.

Da die Freigabe zur Adoption vorgeburtlich nicht erklärt werden kann, sollte die Einigung auch den Fall erfassen, in dem der Samenspender die Vaterschaft vor- oder nachgeburtlich zunächst anerkannt hat und die leibliche Mutter dem Vaterschaftsanerkenntnis im Vertrauen auf die spätere Freigabe zur Adoption zugestimmt hat, der zum rechtlichen Vater gewordene Samenspender sich dann jedoch eines anderen besinnt und die Freigabe zur Adoption planwidrig nicht erklärt. Einen klagbaren Anspruch auf Freigabe zur Adoption gibt es nicht. Die Zweimütterfamilie muss sich in einem solchen Fall damit abfinden, dass ihr Konzept der Familiengründung nicht aufgegangen ist und sie sich mit dem Umstand arrangieren muss, dass ihr Kind nicht nur einen biologischen Erzeuger, sondern auch einen rechtlichen Vater hat. Sind für diesen Fall Unterhalts- und Umgangsregelungen bereits mit der Klarstellung, dass die Kernfamilie in der Zweimütterfamilie gesehen werden soll, vereinbart worden, reduzieren sich die Belastungen durch rechtliche Auseinandersetzungen zwischen den Müttern und dem Samenspender in den Jahren nach der Geburt erheblich. Die Klarstellung, dass die Kernfamilie in der Zweimütterfamilie liegen soll, macht den Samenspender zu einem Fremden. Im Kindeswohlinteresse (§ 1666 BGB) wird jedes Gericht im Streit um das Umgangsrecht berücksichtigen, dass der Samenspender für das Kind eine völlig fremde Person ist, über die seine Mutter ihm nicht einmal das vermitteln kann, was sie an emotionaler Nähe durch den Intimverkehr mit einem Mann erworben haben kann. Das Kind ist dem Erzeuger gegenüber emotional völlig auf sich allein gestellt und muss ohne Schutz der Mutter eine Beziehung zu einer vollkommen fremden Person aufbauen. In der Vermittlung dieser Beziehung kommt der Mitmutter erfahrungsgemäß eine besondere Rolle zu. Deshalb ist auch über ihre Stellung eine besondere Einigung herbeizuführen. Fehlt es an einer solchen Einigung, besteht die Gefahr, dass der Samenspendervater sie in der Beziehung zum Kind auszustechen und allein mit der leiblichen Mutter eine unsichtbare Unterfamilie zu gründen sucht. Die oben genannten Punkte sind also, wie folgt, zu ergänzen durch Regelungen über

- das Anerkenntnis aller Beteiligten, dass die Zweimütterfamilie die Kernfamilie darstellen soll,
- die Stellung der zukünftigen Mitmutter bei der Vermittlung des Umgangs zwischen Kind und Erzeuger,
- Unterhaltsverpflichtungen des Samenspenders bzw. der Mitmutter.

Das Recht des Kindes auf Kenntnis seiner Abstammung

Ein Recht des Kindes auf Kenntnis der eigenen Abstammung ist höchstrichterlich inzwischen vielfach anerkannt worden und wird nicht mehr in Frage gestellt (BVerfGE 79, 256, 269; BVerfG, NJW 1988, 3010; BVerfG, NJW 1989, 891 f.). Die Kenntnis der biologischen Abstammung ist hiernach wichtiger Bestandteil des informationellen Selbstbestimmungsrechts eines jeden Menschen. Es wird als Ausfluss des allgemeinen Persönlichkeitsrechts und der Menschenwürde (Art. 2 Abs. 1 und Art. 1 Abs. 1 GG) betrachtet. Die Kenntnis der genetischen Abstammung bietet dem einzelnen wichtige Anknüpfungspunkte für das Verständnis und die Entfaltung der eigenen Individualität.

Inzwischen ist dieses Recht des Kindes in mehreren Entscheidungen von Instanzgerichten auch zur praktischen Anwendung gebracht worden. Eine der wichtigsten Entscheidungen bezieht sich auf ein unmittelbares Auskunftsrecht des Kindes gegenüber einem Arzt (OLG Hamm 2013). Diese Entscheidung hebt allerdings noch nicht das Problem der Unmöglichkeit einer Erfüllung des Auskunftsanspruchs auf, weil Daten des Samenspenders nicht hinreichend dokumentiert worden sind.

Grundsätzlich können dem Recht des Kindes auf Kenntnis der eigenen Abstammung auf Seiten der Eltern und besonders der Mutter eigene schutzwürdige Interessen gegenüberstehen, die es ausschließen, dass dem Auskunftsbegehren eines Kindes nachzugeben ist (so Bundesverfassungsgericht 1997). Solche schutzwürdigen eigenen Interessen von Eltern sind zu verneinen, wo Wunscheltern mit dem Arzt die Aufbewahrung von Spenderdaten zur Sicherung der Rechte des Kindes vertraglich vereinbart haben. Da die Rechtsprechung das Recht des Kindes auf Kenntnis seiner Abstammung in ein tatsächliches Auskunftsrecht überführt hat, dürften im Fall einer Spendersamenbehandlung auch im Übrigen eigene schutzwürdige Interessen von Eltern keine Berücksichtigung mehr finden.

Das Problem der Dokumentation ist gesetzlich bis heute nicht gelöst. Die oben bereits genannte 10-jährige allgemeine ärztliche Dokumentationspflicht und die 30-jährige geweberechtliche Dokumentationspflicht nach dem TPG betreffen ausschließlich Gesichtspunkte der allgemeinen Gesundheit. Sie haben nichts mit dem Recht auf Kenntnis der eigenen Abstammung zu tun. Wie durch § 14 Abs. 3 TPG klar gestellt worden ist, kann die geweberechtliche Aufbewahrungspflicht aber ein Hilfsmittel bei der Umsetzung des Rechts auf Kenntnis der eigenen Abstammung sein. Die im Rahmen der geweberechtlichen Aufbewahrungspflicht dokumentierten Daten gewährleisten eine Identifizierbarkeit des Spenders. Der Datenschutz hindert die Herausgabe dieser Spenderdaten an ein Kind, das sein Recht auf Kenntnis der Abstammung einfordert, nicht. Gleiches gilt für andere gesetzliche Aufbewahrungspflichten auf Frist (z. B. § 28 Abs. 3 Röntgenverordnung, § 85 Abs. 3 Strahlenschutzverordnung).

Angesichts der Entwicklung der Rechtsprechung zum Recht auf Kenntnis der eigenen Abstammung ist davon auszugehen, dass Samenspendern in Zukunft kein schutzwürdiges Interesse mehr daran zugestanden werden wird, die Anonymität, die ihnen regelmäßig vertraglich zugesichert worden ist, zu erhalten. Ein Arzt ist an die vertragliche Zusicherung der Anonymität zwar gebunden. Diese Bindung entfällt jedoch in dem Augenblick, in dem eine ständige Rechtsprechung feststellt, dass eine solche Bindung sittenwidrig ist, weil sie mit dem Recht des Kindes nicht vereinbar ist. Bis heute hat es, soweit ersichtlich, keinen Samenspender gegeben, der gegen die Preisgabe seiner Daten Rechtsschutz gesucht hat.

Das Recht des Kindes auf Kenntnis seiner Abstammung ist heute sinnvollerweise zwischen Wunscheltern und Arzt oder involvierter Samenbank im Einzelnen vertraglich zu regeln. Dazu bedarf es nach der geltenden Rechtsprechung nicht einmal mehr einer Analogie zu § 9b Adoptionsvermittlungsgesetz, derjenigen Vorschrift also, die einem adoptierten Kind ein selbstständiges Auskunftsrecht gibt, durch das dem Kind ab dem 16. Lebensjahr Einsicht in die Daten seiner leiblichen Eltern zu gewähren ist, im Kindeswohlinteresse allenfalls beschränkt durch das Erfordernis einer Begleitung durch einen Erwachsenen. Wichtig ist die Vereinbarung einer konkreten Dauer der Aufbewahrung der Daten zum Zweck der Auskunftserteilung. Die Aufbewahrung für 30 Jahre, wie sie das Geweberecht inzwischen erfordert, erscheint aus heutiger Sicht immer noch zu kurz. Eine Aufbewahrung bei einem Notar über die Dauer von 60 Jahren erscheint erheblich sinnvoller, da es zu den natürlichen Interessen und Wünschen eines Menschen gehört, zur Stärkung seiner eigenen Identität auf seine Wurzeln auch über den Zeitraum von 30 Jahren hinaus zurückgreifen zu können.

Eine vertragliche Regelung trägt einem wichtigen Rechtsgedanken aus dem Adoptionsrecht Rechnung, nämlich dem Ausschluss eines willkürlichen Eingriffs Dritter. Eine vertragliche Regelung hindert, dass Spender, interessierte Sozialämter oder andere Instanzen vor der Zeit Zugriffe beanspruchen oder dem Kind eine Auskunft aufzwingen (§ 1758 BGB) und das alleinige Verfügungsrecht über die genauen Umstände der Elternschaft den Wunscheltern und dem Kind damit entzogen wird.

Auskunftspflichten und -rechte von Arzt, Wunscheltern, -kindern, Samenspendern u. a.

Der behandelnde Arzt unterliegt grundsätzlich der bereits genannten ärztlichen Schweigepflicht. Über Einzelheiten der Behandlung kann er einerseits im Rahmen der sog. Patientenrechte auf Auskunft in Anspruch genommen werden, wenn die Wunschmutter z. B. über Einzelheiten der Behandlung schuldlos im Ungewissen ist (§ 242 BGB) oder sich durch Einsicht in die Krankenblätter Sicherheit über das Bestehen eines Schadensersatzanspruchs verschaffen will (§§ 809–811 BGB). Die Auskunft über den Namen des Samenspenders gegenüber den Wunscheltern gehört nicht zu den hiervon erfassten Krankendaten, weil der Name des Samenspenders nicht von unmittelbarer Bedeutung für die Qualität der Behandlung ist, und die Wunscheltern keine eigene Rechtsposition auf Kenntnis der Abstammung ihres Kindes haben. Daran ändern auch die Anzeigepflichten nach dem Personenstandsrecht nichts. Ein anderes gilt nur dann, wenn die Wunscheltern mit dem Arzt die Bekanntgabe des Spendernamens vertraglich vereinbart haben.

Eltern haben aus dem Personenstandsrecht heraus Anzeigepflichten zur Geburt ihres Kindes, nicht aber über die Umstände der Zeugung. Anzeigepflichten können immer nur im Umfang bekannter Daten erfüllt werden. Ein unbekannter Samenspender muss genauso wenig bezeichnet werden wie ein anderer Mann, der der Frau als Erzeuger namentlich nicht bekannt geworden ist.

Der Straftatbestand der Personenstandsfälschung (§169 StGB) sanktioniert weder die Anerkennung einer Vaterschaft ohne tatsächlich Erzeuger des Kindes zu sein noch eine unwahre oder wahre Erklärung der nichtehelichen Mutter, den Erzeuger nicht zu kennen. Hat die Mutter keine Offenbarungspflicht, entfällt eine solche auch für den Arzt als Helfer der Mutter. Er hat insoweit mangels einer sog. Garantenstellung keine eigene Offenbarungspflicht (z. B. Schönke-Schröder & Lenckner 2010, §169 Rn 9).

Die Mutter hat in den Grenzen ihres informationellen Selbstbestimmungsrechts (Art. 2 Abs. 1 GG) eine Auskunftspflicht gegenüber dem Kind und dessen Interessensvertreter vom Jugend- oder Sozialamt. Das Recht der Mutter auf Geheimhaltung ihres Geschlechtslebens konkurriert mit dem Recht des Kindes auf Kenntnis seiner Abstammung. Schutzwürdige Interessen an der Geheimhaltung des Samenspenders als biologischem Vater waren bisher noch nicht Thema der Rechtsprechung. Verneint worden sind von der Rechtsprechung Interessen an der Geheimhaltung eines Erzeugers, wo es gegenüber dem Recht auf Kenntnis der eigenen Abstammung allein um den Schutz des ungestörten Ehe- und Familienlebens des leiblichen Vaters ging.

Stets wird das Elternrecht (Art. 6 GG) beachtet werden müssen, wonach die Pflege und Erziehung der Kinder natürliches Recht der Eltern – gleichgültig ob Vater und Mutter, ob Mutter und Mitmutter oder alleinstehende

Mutter – und die ihnen obliegende Pflicht ist. Zum Elternrecht zählt auch die Entscheidung, ob und, wenn ja, an welcher Stelle im Leben eines Kindes die Eltern das Kind darüber in Kenntnis setzen, dass es nicht auf spontanem Weg, sondern mit medizinischer Unterstützung gezeugt worden ist.

Kinder haben, wie oben ausgeführt, ein Grundrecht auf Kenntnis ihrer eigenen Abstammung. Ungeachtet der tatsächlichen Durchsetzbarkeit dieses Rechts geht mit ihm ein Auskunftsanspruch einher. Dieser ist von der Rechtsprechung inzwischen mehrfach bestätigt worden, wenngleich er noch nicht in jeder wünschenswerten Hinsicht ausgeformt worden ist (zuletzt OLG Hamm 2013).

Der Samenspender hat keinen vorbereitenden Auskunftsanspruch über seine Erzeugerstellung, um mit dessen Hilfe diejenigen Daten zu erlangen, die ihn in die Position eines rechtlichen Vaters bringen könnten. Er hat weder ein Recht, aus freien Stücken seine Vaterschaft durchzusetzen noch kann er eine bereits bestehende Vaterschaft anfechten. Ein Anfechtungsrecht hat nur, wer der Mutter des Kindes während der Empfängniszeit beigewohnt hat (§ 1600 Abs. 1 Nr. 2 BGB).

Der Samenspender, dem Anonymität vertraglich zugesichert worden ist, hat auch keinen Anspruch auf Auskunft über die Verwendung seines Samens und über ein daraus hervorgegangenes Kind, auch nicht als Ausfluss seines Rechtes auf informationelle Selbstbestimmung. Er hat auf dieses verzichtet. Auskunftsansprüche sind immer Hilfsansprüche, die materiell-rechtlichen Interessen nachfolgen bzw. ihrer Durchsetzung dienen. Die positive Feststellung der Vaterschaft des Samenspenders kann nur von dem vaterlosen Kind verfolgt werden, zu dessen Gunsten ein Auskunftsrecht vertraglich vereinbart worden ist, nicht nur zwischen Arzt und Wunscheltern, sondern auch zwischen Arzt und Samenspender. Die Feststellung der Vaterschaft des Samenspenders knüpft an die Feststellung seiner Verwandtschaft an und entscheidet darüber, ob das Kind Unterhalts- und Erbansprüche gegen den Samenspender geltend machen kann. Es können Auskunftsrechte gegen den Samenspender zum Schutz überwiegender Interessen, wie der Gesundheit des Kindes, bestehen. Der Arzt oder die Samenbank wäre aufgrund seiner gewebrechtlichen Dokumentationspflicht der identifizierenden Daten Vermittler des Auskunftsanspruchs.

Das Recht des Kindes auf Kenntnis seiner Abstammung hat inzwischen dazu geführt, dass auch völlig unbeteiligte Dritte u. U. für Auskünfte in Anspruch genommen werden können, die dazu führen, dass das Kind Kenntnis von seinem Erzeuger erlangen kann. Zu einer solchen Auskunftserteilung ist im Fall eines nichtehelichen Kindes bereits eine Telefongesellschaft verurteilt worden. Sie hatte den Namen und die Anschrift eines Anschlussinhabers zu bezeichnen, mit dem die Kindesmutter Intimverkehr hatte (AG Bonn 2011). Entsprechend werden die Gewebebanken Auskunft erteilen müssen, wenn keine andere Möglichkeit besteht, die Daten des Erzeugers zu erfahren.

Rechte und Pflichten aus der Elternstellung

Aus der Elternstellung folgt das Sorgerecht für das Wunschkind, d. h. das Recht und die Pflicht, für das minderjährige Kind zu sorgen, es zu pflegen, zu erziehen und zu unterhalten. Zwei Elternteile, seien es Mutter und rechtlicher Vater, oder auch zwei Mütter, üben die elterliche Sorge in eigener Verantwortung und in gegenseitigem Einvernehmen zum Wohl des Kindes aus. Bei Uneinigkeit kann das Familiengericht angerufen werden. Ist nur ein Elternteil vorhanden, übt dieses das Sorgerecht allein aus. Zum Sorgerecht gehört die Unterhaltspflicht für das Kind, das sich selbst noch nicht unterhalten kann. Der Unterhalt kann in Naturalunterhalt (Wohnung, Nahrung etc.) oder in Geld gewährt werden und richtet sich in der Höhe nach dem Lebenszuschnitt, d. h. den Einkommensverhältnissen der Eltern.

In einer Lebenspartnerschaft hat die Lebenspartnerin durch das gesetzliche Mitentscheidungsrecht ein sog. kleines Sorgerecht für das Kind. Sie kann im Einvernehmen mit der Mutter über alle Fragen auch alleine entscheiden, wenn die biologische Mutter verhindert ist. Voraussetzung ist, dass eine häusliche Gemeinschaft tatsächlich gelebt wird (§ 9 LPartnG). Im Falle der Stiefkindadoption erstarkt dieses kleine Sorgerecht zur Mitmutterschaft mit einem Sorgerecht, das dem Sorgerecht eines Vaters entspricht.

Im Falle einer Trennung der Eltern oder Lebenspartnerinnen bleibt es bei der gemeinschaftlichen Sorge, es sei denn, ein Elternteil beantragt die Übertragung des alleinigen Sorgerechts auf sich und das Familiengericht ordnet die Übertragung entweder mit Zustimmung des anderen Elternteils

oder im Kindeswohlinteresse an. Der andere Elternteil, aber auch ein Le-
benspartner mit nur einem kleinen Sorgerecht erhält wie jede andere soziale Bezugsperson des Kindes ein Umgangsrecht, auf das nicht einseitig
verzichtet werden kann (§§ 1684, 1685 BGB).

Der rechtliche Vater verliert im Falle einer erfolgreichen Vaterschaftsanfechtung seine sämtlichen Rechte und Pflichten als rechtlicher Vater, es
sei denn es liegt ein Ausnahmetatbestand vor. Hat er selbst in die Spendersamenbehandlung vertraglich eingewilligt und/oder sich vertraglich zur
Sorge für das Kind aus der Spendersamenbehandlung verpflichtet, kann er
sich dieser Pflicht durch eine Anfechtung nicht mehr entziehen. Erhalten
bleiben auch Umgangsrechte und -pflichten, wenn der rechtliche Vater zu
einer Bezugsperson für das Kind geworden ist (§ 1685 BGB). Die alte Rechtsprechung zu missbräuchlichen Anfechtungsfällen kommt nur noch dann
zum Zug, wenn der rechtliche Vater nachweisen kann, dass eine Einwilligung rechtsfehlerhaft zustande gekommen und deshalb nicht wirksam erteilt worden ist. Dessen ungeachtet kann er u. U. aufgrund seines vorange-
gangenen Verhaltens nach Treu und Glauben an der Unterhalts- und der
Umgangspflicht festgehalten werden. Allerdings verliert das anfechtende
Kind u. U. seine sämtlichen Ansprüche aus der rechtlichen Verwandtschaft
zum sozialen Vater, wenn keine besonderen Gründe für die Anfechtung
vorliegen.

Der Samenspender scheidet als Träger der genannten Rechte und Pflichten aus, wenn er nicht aufgrund seiner Verwandtschaft als rechtlicher Vater gerichtlich festgestellt worden ist oder er bei alleinstehenden Müttern
eines DI-Kindes und bei Mitmüttern eines DI-Kindes die Vaterschaft mit
Zustimmung der leiblichen Mutter anerkannt hat. Eine Unterhaltspflicht
entsteht für ihn im Falle des Anerkenntnisses oder der gerichtlichen Feststellung, wenn das Kind bedürftig ist, d. h. sich nicht selbst unterhalten
kann. Bei alleinstehenden Müttern und Mitmüttern entfällt die Bedürftig-
keit, wenn die Mütter sich in einer vertraglichen Vereinbarung mit dem Samenspender zur Freistellung des Samenspenders von Unterhaltszahlungen verpflichtet haben und selbst nicht notleidend sind. Eine vertragliche
Abrede, in der Frauen den rechtlichen Vater oder den Samenspender vom
Unterhalt für das Kind entbinden, ist sittenwidrig. Ein Unterhaltsverzicht
für die Zukunft und zum Nachteil des Kindes ist von Gesetzeswegen nichtig (§§ 138 Abs. 1, 1614, 1614 BGB). Eine besondere Situation entsteht, wo

eine alleinstehende Mutter oder Mitmütter vor Durchführung der Adoption des DI-Kindes auf Sozialhilfe angewiesen sind, wenn der Samenspender bekannt ist, dieser aber weder die Vaterschaft anerkannt hat noch als Vater gerichtlich festgestellt worden ist. Sowohl Unterhaltsvorschuss (hierfür OVG Mannheim 2012) nach dem Unterhaltsvorschussgesetz als auch Sozialhilfe können verweigert werden, wenn der Samenspender als leiblicher Vater nicht benannt wird oder benannt werden kann. Es liegt dann die Verletzung einer gesetzlichen Mitwirkungspflicht des Sozialhilferechts (§§ 2, 92a BSHG – Bundessozialhilfegesetz) vor.

Das Umgangsrecht als Bezugsperson (§ 1685 BGB) kann ungeachtet eines Vaterschaftsanerkenntnisses oder einer gerichtlichen Feststellung als Vater entstehen, wenn das Kind über einen längeren Zeitraum einen regelmäßigen Kontakt zum Samenspender hatte.

Auch das Erbrecht knüpft an die rechtliche Verwandtschaft an (§§ 1589, 1924 ff., 2067 ff. BGB). Es gelten bei Kindern aus einer Samenspende die allgemeinen Regeln. Sie sind gesetzliche Erben ihrer Wunscheltern, d. h. ihrer leiblichen Mutter und ihres rechtlichen Vaters, der Mitmütter oder der allein stehenden Mutter. Die erbrechtliche Beziehung zum rechtlichen Vater entfällt im Falle einer Vaterschaftsanfechtung. Im Verhältnis zum Samenspender entsteht ein gesetzliches Erbrecht erst, wenn er die Vaterschaft mit Zustimmung der leiblichen Mutter anerkannt hat oder seine Vaterschaft gerichtlich festgestellt wird (§§ 1600 d, 1922, 1924 BGB).

Das Erbrecht erfasst einerseits die Bestimmung der Erbfolge und andererseits das Eigentumsrecht am Erbanspruch. Es ist gemäß Art. 14 Abs. 1 i. V. m. Art. 6 Abs. 1 GG als Rechtsinstitut und Individualrecht geschützt und hat die Funktion, das Privateigentum als Grundlage der eigenverantwortlichen Lebensgestaltung mit dem Tode des Eigentümers nicht untergehen zu lassen, sondern seinen Fortbestand im Wege der Rechtsnachfolge zu sichern (Bundesverfassungsgericht 2005). Gesetzlicher Anknüpungstatbestand ist die rechtlich anerkannte Verwandtschaft (§ 1589 BGB), nicht die biologische (BGH NJW 89, 2197; Schlüter 2000, S. 1049 f.).

Ein bestimmendes Element des Erbrechts ist die Testierfreiheit, die als Ausdruck der Privatautonomie bzw. Selbstbestimmung nach Art. 2 Abs. 1 GG geschützt ist. Im Rahmen der Testierfreiheit können in einem Testament von der gesetzlichen Erbfolge abweichende Regelungen getroffen werden. Ein Erblasser hat also die Möglichkeit, die Erbfolge nach seinen Wünschen und Vorstellungen zu regeln. Beschränkt wird dieses Erblasserrecht lediglich durch das sog. Pflichtteilsrecht (Bundesverfassungsgericht 2005). Die Nachlassteilhabe aller Kinder im Pflichtteilsrecht ist Ausdruck einer Familiensolidarität aus dem unauflösbaren Band zwischen Erblasser und Kindern. Schutzinteressen können insoweit bei nichtehelichen Kindern bestehen, die keinen Erbrechtsanspruch gegen einen Vater oder eine Mitmutter haben.

So, wie ein Kind Erbrechte gegenüber dem Samenspender nur haben kann, wenn der Samenspender mit Zustimmung der Mutter seine Vaterschaft anerkannt hat oder als Vater gerichtlich festgestellt worden ist, kann ein Samenspender in gleicher Weise nur unter den vorgenannten Voraussetzungen Erbrechte umgekehrt gegenüber dem Kind haben. Daraus folgende Erbrechte können vertraglich nicht ausgeschlossen werden.

Vertraglich kann zwischen dem Arzt, der die Behandlung durchführt, den Wunscheltern und dem Samenspender eine Freistellung des Samenspenders oder des Arztes von Schadensersatzansprüchen des Samenspenders wegen Unterhalts- und Erbansprüchen, die das Kind durchsetzt, vereinbart werden. Die Modalitäten und die Reichweite einer solchen Freistellung sind jedoch umstritten.

Arbeits-, sozial- und steuerrechtliche Fragen

Die vergangenen Jahre haben auch im Arbeitsrecht gravierende Veränderungen durch die Aufwertung der Individualrechte jedes einzelnen Arbeitnehmers und das Verbot der geschlechtlichen Diskriminierung gebracht. Besonderheiten im Fall der Spendersamenbehandlung bestehen nicht. Die gewünschte Folge der Spendersamenbehandlung ist die Schwangerschaft. Tritt sie ein, kommt das Mutterschutzgesetz (MSchG) zum Tragen. Die Schwangerschaft ist ein Kündigungshindernis (§ 9 MSchG). Im Einstellungsgespräch muss nicht mitgeteilt werden, dass in absehbarer Zeit eine Eheschließung beabsichtigt ist oder dass ein Kinderwunsch besteht. Der Arbeitgeber hat insoweit kein Fragerecht, auch nicht bei befristeten Arbeitsverhältnissen. Ausgenommen sind lediglich Kurzzeitarbeitsverhältnisse, da insoweit ein Tätigkeitsbezug (§ 8 Abs. 1 AGG) besteht. Steht fest, dass der Beschäftigung durch Schwangerschaft unmittelbar nach Beginn des Arbeitsverhältnisses ein Beschäftigungshindernis und damit ein anfängliches Leistungshindernis entgegen stehen wird, ist die Auswahlfreiheit des Arbeitgebers, die durch seine Berufsfreiheit nach Art. 12 GG geschützt ist, unmittelbar betroffen (BAG NZA 2003, 848; BAG Der Betrieb 1993, 435; LAG Köln NZA-RR 2013, 232). In der juristischen Literatur wird unter Berufung auf eine ältere Entscheidung des Bundesarbeitsgerichts (BAG), aber in Widerspruch zur Rechtsprechung des Europäischen Gerichtshofes (EuGH Der Betrieb 1994, 1089; NZA 2000, 255; NZA 2003, 373), bei der Schwangerschaft nur dort eine Ausnahme angenommen, wo die Frage objektiv dem gesundheitlichen Schutz einer Bewerberin und des ungeborenen Kindes dient. Eine Arbeitnehmerin kann deshalb auch aufgrund des Treueverhältnisses zwischen Arbeitgeber und Arbeitnehmer verpflichtet sein, die Schwangerschaft frühzeitig mitzuteilen, etwa in Fällen, in denen ihre Position schwer besetzbar ist. Das Gleiche gilt für einen Arbeitnehmer, der Elternurlaub nehmen möchte. Verletzt ein Mitarbeiter eine solche Offenbarungspflicht, kann er/sie sich dem Arbeitgeber gegenüber schadensersatzpflichtig machen. Eine Schwangere kann natürlich auch ein eigenes Interesse an einer Mitteilung gegenüber dem Arbeitgeber haben, wenn sie nämlich die Vorschriften des Mutterschutzgesetzes in Anspruch nehmen möchte. Wird dem Arbeitgeber eine Schwangerschaft nicht mitgeteilt, kann ihm keine Verletzung des Mutterschutzes vorgeworfen werden.

Treten im Rahmen der Spendersamenbehandlung Komplikationen auf, so sind diese wie jede andere Krankheit zu behandeln. Kündigungen können bei häufig auftretenden Kurzzeiterkrankungen ausgesprochen werden. Hierbei kommt es auf den jeweiligen Zuschnitt des Arbeitsplatzes und die Folgen des Ausfalls der Arbeitskraft für den Arbeitgeber an.

Das steuerfinanzierte Elterngeld, das zum 01.01.2007 eingeführt worden ist, knüpft an die Tatsache an, dass Deutschlands Geburtenrate mit nur 1,3 Kindern bei einem Ideal von 2,1 Kindern pro Frau unter dem EU-Durchschnitt liegt. Das Elterngeld privilegiert keinen bestimmten Elternstatus. Es wird an ledige und verheiratete, aber auch an dauernd getrennt lebende Eltern gezahlt, ferner an Eltern in eheähnlicher Lebensgemeinschaft und an geschiedene Eltern sowie Eltern in einer eingetragenen Lebenspartnerschaft. Genauso wird keine bestimmte Art des Kindschaftsverhältnisses zum Antragsteller privilegiert. Bezugsberechtigung besteht gleichgültig, ob es sich um ein leibliches oder ein Adoptivkind, ein sonstiges Kindschaftsverhältnis bei Verhinderung der leiblichen Eltern oder um ein Verhältnis zu einem nicht sorgeberechtigten Elternteil handelt, solange der Personensorgeberechtigte zustimmt.

Nach dem Sozialgesetzbuch V (SGB-V) für die gesetzliche Krankenversicherung haben Versicherte Anspruch auf bestimmte Leistungsarten (§ 11). Sie können Leistungen zur Förderung der Gesundheit (§ 20), zur Verhütung von Krankheiten (§§ 21–24), zur Früherkennung von Krankheiten (§§ 25 und 26), zur Behandlung einer Krankheit (§§ 27–52) und auch bei Schwerpflegebedürftigkeit (§§ 58 und 59) in Anspruch nehmen.

Der Spielraum für einen Arzt, Beratungs- und Behandlungskosten im Zusammenhang mit unerwünschter Kinderlosigkeit abzurechnen, wird durch den Begriff der Leistung vorgegeben. Zu den abrechnungsfähigen Leistungen zählen in der zurzeit gültigen Fassung des Gesetzes auch Krankenbehandlungen zur Herstellung der Zeugungs- und Empfängnisfähigkeit (§ 27 Abs. 1 S. 4 SGB-V), wenn diese Fähigkeit nicht vorhanden war oder durch Krankheit oder wegen einer durch Krankheit erforderlichen Sterilisation verloren gegangen ist (Zeugungsunfähigkeit des Mannes und primäre und sekundäre Unfruchtbarkeit einer Frau). Die ungewollte Kinderlosigkeit als solche wird hingegen von der höchstrichterlichen Rechtsprechung nicht als körperlicher oder geistiger Zustand, der von der Norm abweicht, d. h. als Krankheit im Sinne der Reichsversicherungsordnung (RVO) bzw. des SGB-V anerkannt. Ist die Zeugungsunfähigkeit eines Partners Anlass der Behandlung, fallen der Heileingriff und der Krankheitsträger auseinander, sodass bereits aus diesem Grunde die Kostenübernahme entfällt. Nur aufgrund einer politischen Entscheidung werden die Kosten der Behandlung mit dem Samen des Ehemannes übernommen (§ 27a SGB-V). Die frühere Begrenzung der Kostenübernahme auf die künstliche Fortpflanzung mit Eizelle und Samen der Ehegatten hat das Bundesverfassungsgericht (Bundesverfassungsgericht 2007/2) als verfassungsgemäß anerkannt. Dem ist auch der BGH in ständiger Rechtsprechung gefolgt. Anderes gilt in ständiger Rechtsprechung des BGH für private Krankheitskostenversicherungen (BGH, Urteil vom 08.02.2006 – IV ZR 131/05, VersR 2006, 535 = NJW-RR 2006, 678; Urteil vom 17.12.1986 – IVa ZR 275/85, VersR 1987, 280 betreffend den ersten Behandlungszyklus einer IVF-Behandlung; Urteil vom 23.09.1987 – IVa ZR 59/86, VersR 1987, 1107 betreffend weitere Behandlungszyklen einer IVF-Behandlung; Urteil vom 16.06.2004 – IV ZR 257/03, VersR 2004, 1037 betreffend Fortsetzung einer psychotherapeutischen Behandlung). Danach gehören zu den erstattungsfähigen Aufwendungen in der privaten Krankenversicherung auch die Kosten einer wegen Unfruchtbarkeit des Versicherten vorgenommenen heterologen IVF. Eine Beschränkung der Leistungspflicht für eine medizinisch notwendige IVF/ ICSI Behandlung auf verheiratete Paare wird unter der Geltung der MB/ KK 94 den Bedingungen der Krankenversicherung nicht entnommen (zuletzt auch LG Dortmund 2008).

Einschränkungen bei der Kostenübernahme sind sowohl in der gesetzlichen wie auch in der privaten Krankenversicherung im Fall des Wechsels von Maßnahmen der ICSI auf solche der IVF und zurück zu beachten (LSG Niedersachsen-Bremen 2011). Maßgebend sind die Richtlinien über die künstliche Befruchtung, die der Bundesgebührenausschuss (§ 92 SGB-V) zu den medizinischen Voraussetzungen und der Art und dem Umfang der Maßnahmen nach § 27a SGB-V für den GKV-Leistungskatalog festgelegt hat.

Aufwendungen für Maßnahmen einer künstlichen Befruchtung sind anders als bei privaten Kassen in der gesetzlichen Krankenkasse bereits bei Vollendung des 40. Lebensjahres der Frau nicht mehr beihilfefähig (OVG Lüneburg NVwZ-RR 2010, 575). Private Kassen leisten bis zum 45. Lebensjahr einer Frau (vgl. zur Altersgrenze einer Frau auch BSG NJW 2010, 1020 und 1022).

Sollte eine Frau infolge des unerfüllten Kinderwunsches seelisch erkranken, wird ihr die Kostentragung für psychotherapeutische Behandlungen gewährt. Auch für den Mann gibt es hier keine Abweichung zu anderen Krankheitsträgern. Krankheitsbedingt notwendige psychotherapeutische Behandlungen werden bezahlt. Im Falle einer Spendersamenbehandlung bleibt es folglich bei der Kostentragung für die Heilbehandlung allein des Krankheitsträgers.

Da die Ermittlung der Krankheit des Mannes auch eine Untersuchung der Frau gebieten kann, lassen sich auch diagnostische Verfahren gegenüber der Frau über die Krankenkasse abrechnen.

Die Spendersamenbehandlung selbst ist stets von der Wunschmutter bzw. den Wunscheltern selbst zu bezahlen. Die gesetzlichen Krankenkassen fördern allerdings auf Antrag Selbsthilfegruppen und Selbsthilfekontaktstellen mit gesundheitsfördernder oder rehabilitativer Zielsetzung durch Zuschüsse (§ 20 Abs. 3a). In jeder Hinsicht liegt es deshalb an der Initiative von Versicherten und Ärzten, die kostengünstigsten Abrechnungsmöglichkeiten zu finden und zu ergreifen.

Für die Beihilfe im Beamtenrecht (vgl. § 6 Abs. 1 Beihilfeverordnung (BhV) gelten im Wesentlichen dieselben Grundsätze wir für die gesetzlichen Krankenkassen.

Hinsichtlich der steuerlichen Handhabung von Aufwendungen für künstliche Befruchtungen ist die Rechtsprechung mittlerweile gefestigt. Die Grenzen der Abzugsfähigkeit von Kosten der künstlichen Befruchtung ergeben sich aus § 33 Abs. 2 EStG. Zu beachten sind bei der Frage der Berücksichtigung von Behandlungskosten als außergewöhnlichen Aufwendungen die verfassungsmäßigen Wertentscheidungen sowie die in der Gesellschaft herrschende Auffassungen. Nach der Rechtsprechung des Bundesfinanzhofes (BFHE 183, 476 = BStBl. II 1997, 805 = NJW 1998, 854; BFH FamRZ 2005, 1990–1993) waren deshalb im Einklang mit Art. 6 Abs. 1 GG Aufwendungen für reproduktionsmedizinische Maßnahmen lange Zeit nur bei verheirateten Paaren zum Abzug als außergewöhnliche Belastung zugelassen, nicht hingegen bei nichtehelichen Lebensgemeinschaften. Aufwendungen einer nicht verheirateten, empfängnisunfähigen Frau für künstliche Befruchtungen konnten danach auch dann nicht als außergewöhnliche Belastung steuermindernd berücksichtigt werden, wenn die Frau in einer festen Partnerschaft lebt. Es sollte danach auch mit dem Grundrecht auf die Unantastbarkeit der Menschenwürde gemäß Art. 1 Abs. 1 und 3 GG unvereinbar sein, Kosten für die künstliche Zeugung eines Kindes als Aufwendungen für die zwangsläufige Heilbehandlung einer seelischen Erkrankung zu berücksichtigen (BFH, Urteil vom 28.7.2005 – III R 30/03). Diese Rechtsprechung hat der Bundesfinanzhof im Jahr 2007 ausdrücklich geändert (BFH, Urteil vom 10.5.2007 – III R 47/05). Danach sind nunmehr auch Aufwendungen einer nicht verheirateten, empfängnisunfähigen Frau für Maßnahmen der Sterilitätsbehandlung durch sog. In-vitro-Fertilisation oder Insemination als außergewöhnliche Belastung abziehbar, wenn die Maßnahmen in Übereinstimmung mit den Richtlinien der ärztlichen Berufsordnungen vorgenommen werden. Die Empfängnisunfähigkeit wird nunmehr allgemein als Krankheit anerkannt. Auch wird anerkannt, dass die Zwangslage nicht nur für verheiratete Frauen bestehe, sondern auch bei unverheirateten Frauen in festen Partnerschaften. Der Bundesfinanzhof hat dies damit begründet, dass nichteheliche Lebensgemeinschaften inzwischen gesellschaftlich voll akzeptiert würden. Die fest gefügte Partnerschaft, die die Berufsordnungen vorsähen, entspräche dem Kindeswohl. Für alleinstehende Frauen und Lebenspartnerschaften gibt es bisher jedoch noch keine entsprechende Entscheidung.

Die Gestaltung von Arzt-, Ehe- und Partnerschaftsverträgen

Ärzte schließen regelmäßig Behandlungsverträge mit den Wunscheltern ab. Diese Verträge sollten neben Vereinbarungen über die Art und Weise der Behandlung und deren Kosten Regelungen über die Elternschaft, die Aufbewahrung der Daten des Samenspenders und Auskunfts- und Kontaktrechte des Kindes enthalten. Sinnvoll sind derzeit auch noch Regelungen zur Freistellung von Samenspendern und Ärzten von möglichen Unterhalts- und Haftpflichten. Zur Elternschaft ist aufzunehmen, dass die Behandlung mit Einwilligung des jeweils anderen Ehegatten, nichtehelichen Lebensgefährten, der jeweils anderen Lebenspartnerin oder der nicht verpartnerten Lebensgefährtin oder Sozialpartnerin erfolgt und die jeweiligen Partner die Rolle des zweiten Elternteils zu übernehmen bereit sind. Da von vielen Arztpraxen der Spendersamen inzwischen über eine Samenbank bezogen wird, wird ein zweiter Vertrag mit der Samenbank erforderlich. Bei diesem Vertrag kommt es vor allem auf die Sicherstellung der Dokumentation der Spenderdaten zugunsten des Kindes an (vgl. die Forderungen des DI-Netz e. V.: www.di-netz.de).

Da es in der Rechtsprechung zur Auffassung gekommen ist, dass ein Vertrag über die künstliche Befruchtung mit Fremdspendersamen wegen Sittenwidrigkeit (§ 138 BGB) nichtig ist, wenn der Vertrag planmäßig darauf abzielt, dass das gewünschte Kind weder von seinen Eltern noch von den behandelnden Ärzten noch durch Nachforschung in den Behandlungsunterlagen erfahren kann, wer sein genetischer Vater ist (AG Essen, Urteil vom 11.12.1991, Az.: 130 C 161/91, FamRZ 1992, 936–938), und das Recht des Kindes auf Kenntnis seiner Abstammung im Wertekanon des Grundgesetzes über andere Rechte gestellt wird, ist der vertraglichen Regelung der Informationsrechte des Kindes besondere Aufmerksamkeit zuzuwenden. Hinsichtlich der Datenmenge sollten der vollständige Name, das Geburtsdatum und der -ort und die letzte gültige Anschrift des Samenspenders selbstverständlicher Inhalt der vertraglichen Zusicherung sein. Hinsichtlich der Aufbewahrung der Daten ist zugunsten des Kindes auf eine möglichst lange Aufbewahrungsfrist zu dringen. Diese sollte mindestens 30 Jahre, besser noch 60 Jahre betragen. Darüber hinaus sollten der Ort der Hinterlegung, z. B. ein Notariat, und die Modalitäten, unter denen das Kind aus der Samenspende die Spenderdaten abrufen kann, geregelt sein, z. B. ab dem 16. Lebensjahr oder ab der Volljährigkeit. Bestehen besondere Wünsche, so sollten diese selbstverständlich auch zum Vertragsgegenstand gemacht werden. Das betrifft zum Beispiel besondere Kontaktmöglichkeiten vor dem 16. Lebensjahr durch eine von der Praxis vermittelte Korrespondenz zwischen Kind und Samenspender, wie dies besonders bei Zweimütterfamilien und alleinstehenden Müttern im Kindeswohlinteresse gewünscht werden kann.

Eheverträge sind sinnvoll, wo Ehegatten Abweichungen von den gesetzlichen Regelungen für sich verbindlich vereinbaren wollen. Allgemein bekannt ist in diesem Sinne, dass Verzichte auf nachehelichen Unterhalt und auf einen nachehelichen Versorgungsausgleich zwischen den Ehegatten unter notarieller Beurkundung vereinbart werden können. Auch einzelne Ziele der Ehe, wie die Erfüllung des gemeinsamen Kinderwunsches im Wege der Samenspende können vertraglich geregelt werden. Dieses muss nicht unbedingt im Rahmen eines notariellen Vertrages geschehen. Alle Vereinbarungen, die nicht einen Verzicht auf nachehelichen Unterhalt oder auf einen nachehelichen Versorgungsausgleich zum Inhalt haben, können auch privatschriftlich getroffen werden. Der Vertragsabschluss vor dem Notar hat allerdings den Vorteil, dass die rechtlichen Folgen der Formulierungen sachkundig erläutert werden können und die Beurkundung durch den Notar öffentlichen Glauben genießt. Der Notar ist auch Zeuge dafür, dass der Vertrag wirksam zustande gekommen ist, d. h. keiner der Vertragspartner in seiner Entscheidungsfreiheit behindert war. Eine Beratung über die Abfassung eines Ehevertrags können Sie gleichermaßen bei Notaren und Rechtsanwälten erhalten, die sich besonders mit Fragen des Familienrechts und hier der künstlichen Fortpflanzung befassen.

Die Erfahrungen aus früheren Vaterschaftsanfechtungsprozessen haben deutlich gemacht, wie wichtig es ist, dass beide Partner/innen umfassend an der Entscheidungsfindung über das »Ob« der Spendersamenbehandlung beteiligt sind und die innere Haltung ihres Partners/ihrer Partnerin unbedingt ernst nehmen. Darüber hinaus sollten sich die Ehepartner ihrer Ehe und die Lebenspartnerinnen ihrer Lebenspartnerschaft gewiss sein und auch einen unumstößlichen Standpunkt zu ihrem Kinderwunsch gewonnen haben. Wollen die späteren Eltern oder Mitmütter das Auseinanderbrechen der Familie nicht riskieren, so müssen sie eine Übereinstimmung ihrer Wünsche erzielen. Im Falle der Zeugungsunfähigkeit des Mannes als Anlass für die Spendersamenbehandlung ist dies genauso wichtig wie in Fällen, in denen diese unsicher ist. Frau und Mann und Mitmütter sollten die Geburt und die frühkindliche Phase gemeinsam erleben, damit auf allen Seiten die im Familienrecht wichtige Beziehung zwischen Kind und Elternteil geknüpft ist. Die Spendersamenbehandlung sollte unbedingt zum Gegenstand eines Ehevertrags oder Partnerschaftsvertrages gemacht werden, soweit ein Behandlungsvertrag und/oder Vertrag mit einer Samenbank die erforderlichen Gesichtspunkte nicht bereits aufnimmt. Die Beteiligung beider Ehepartner bzw. Mütter an der Entscheidungsfindung über das »Ob« der Behandlung sollte unbedingt schriftlich dokumentiert werden. Die Dokumentation kann ein wichtiges Beweismittel in einem Anfechtungsprozess sein.

Besonderheiten sind wegen der Unterscheidung von kleinem und großem Sorgerecht und der Möglichkeit der Stiefkindadoption im Lebenspartnerschaftsrecht zu berücksichtigen. Sowohl der Behandlungsvertrag als auch ein Partnerschaftsvertrag sollen deshalb den gemeinsamen Kinderwunsch im Hinblick auf eine Familienplanung deutlich machen und das Kind hinsichtlich der gemeinsamen wirtschaftlichen und persönlichen Sorge und der beabsichtigten Adoption durch die Mitmutter absichern. Sinnvoll ist auch die Aufnahme einer Regelung für den Fall des Ausfalls der leiblichen Mutter durch Krankheit oder Tod vor Adoption des Kindes durch die Lebenspartnerin, die eine Verbleibensanordnung eröffnet. Eine Verbleibensanordnung zugunsten der anderen Lebenspartnerin durch das Vormundschaftsgericht (§ 1682 BGB) kann durch die vertragliche – womöglich ergänzt durch eine testamentarische – Niederlegung des entsprechenden Wunsches der leiblichen Mutter vorbereitet werden.

Bei alleinstehenden Frauen sollte zur Absicherung der Kindesinteressen stets eine weitere Person in den Behandlungsvertrag derart miteinbezogen werden, dass das Kind auch auf deren Sorge in persönlicher und wirtschaftlicher Hinsicht vertrauen darf. Auch hier empfiehlt sich die vertragliche oder testamentarische Vorbereitung einer Verbleibensanordnung.

Soweit es zu einem Vertrag von Lebenspartnerinnen oder einer alleinstehenden Frau mit einem Samenspender aus dem Bekanntenkreis kommt, sind auch auf jeden Fall die oben angesprochenen Aspekte einer gelingenden Familiengründung vertraglich niederzulegen.

Ersatz- oder Leihmutterschaft mit gespendeten oder eigenen Gameten – eine gangbare Alternative?

Zunehmend wird von Wunscheltern mit unerfülltem Kinderwunsch die Leihmutterschaft als Alternative zur Familiengründung mit Samenspende nachgefragt. Vermeintlich bringt sie nicht dieselben Komplikationen mit sich, die mit den erstarkten Auskunftsrechten von Erzeugern und Kindern und den Unwägbarkeiten im Unterhalts- und Erbrecht einhergehen. Doch ist die Leihmutterschaft in Deutschland keine gesetzliche Option.

Schon das Prinzip, dass die Mutter eines Kindes stets die Frau ist, die das Kind geboren hat (§ 1591 BGB), steht einer irgendwie gearteten Ersatzmutterschaft nach deutschem Recht entgegen. Auch ist die Vermittlung sog. Ersatzmütter einschließlich jeglicher werbenden Anzeige vom Gesetzgeber ausdrücklich unter Strafe gestellt worden (§§ 14, 14b, 13a–13d Adoptionsvermittlungsgesetz). Eine sog. Ersatzmuttervermittlung findet statt, wo Personen, die das aus einer Ersatzmutterschaft entstandene Kind annehmen oder in sonstiger Weise auf Dauer bei sich aufnehmen wollen (Bestelleltern), mit einer Frau, die zur Übernahme einer Ersatzmutterschaft bereit ist, zusammengeführt werden oder ihnen die Gelegenheit zu einer Vereinbarung der Ersatzmutterschaft nachgewiesen wird. Ersatzmutter wird eine Frau genannt, die aufgrund einer Vereinbarung bereit ist, sich einer künstlichen oder natürlichen Befruchtung zu unterziehen, einen nicht von ihr stammenden Embryo auszutragen und ihr Kind nach der Geburt Dritten auf Dauer zu überlassen (§ 1 Nr. 7 ESchG, § 13a Adoptionsvermittlungsgesetz). In der Ersatzmutterschaft sammeln sich verschiedene, nach deutschem Recht missbräuchliche Fortpflanzungstechniken, so auch diejenige, eine fremde unbefruchtete Eizelle oder eine Eizelle zu einem anderen Zweck künstlich zu befruchten als eine Schwangerschaft der Frau herbeizuführen, von der die Eizelle stammt, oder einer Frau einen Embryo vor Abschluss seiner Einnistung in der Gebärmutter zu entnehmen, um diesen auf eine andere Frau zu übertragen (§ 1 Nrn. 1, 2 und 6 Alt. 1 ESchG). Der Gesetzgeber hat auch die Durchführung der Ersatzmutterschaft in allen vorgenannten Varianten der dazu tauglichen missbräuchlichen Fortpflanzungstechniken unter Strafe gestellt. Wie für die gewerbsmäßige Adoptionsvermittlung drohen für die Durchführung im Maximum eine Freiheitsstrafe von bis zu drei Jahren oder eine Geldstrafe. Straffrei gestellt sind im Falle der Adoptionsvermittlung lediglich die Bestelleltern und die Ersatzmutter sowie im Falle der Durchführung der einschlägigen Fortpflanzungstechniken die Bestellmutter und die Ersatzmutter. Hiernach macht sich also in Deutschland jede/r Vermittler/Vermittlungsagentur und jeder Arzt strafbar, der an einem solchen Weg der Familiengründung mitwirkt.

Angesichts dieser Rechtslage wenden interessierte Wuscheltern ihren Blick ins Ausland. Über verschiedene juristische Konstruktionen existiert dort ein von Ärzten und Juristen getragener Wirtschaftszweig, dessen Empfehlungen mit dem Verständnis der Menschenwürde von Frauen und Kindern, wie sie der deutsche Gesetzgeber verfolgt (vgl. national-coalition. de/pdf/report_englisch.pdf), nicht vereinbar sind. Auch bestehen Kollisionen mit der UN-Kinderrechtskonvention und dem Haager Adoptionsübereinkommen. Wuscheltern, die sich an die einschlägig arbeitenden Ärzte, Kliniken und Juristen im Ausland wenden, treffen allerdings auf eine umfassende Betreuung in sozialpsychologischer, medizinischer und rechtlicher Hinsicht, in denen diese Kollisionen kaum thematisiert werden.

Juristische Probleme werfen Auslandsadoptionen von Kindern aus Ersatzmutterschaften in denjenigen Fällen auf, in denen das Kind nicht wenigstens durch den Samen des Wunschvaters mit einem Teil der Bestelleltern – im biologischen Sinne – verwandt ist. Auslandsadoptionen von Kindern aus Ersatzmutterschaften ohne jegliche biologische Verwandtschaft mit den Wuscheltern, d.h. aus einer heterologen Ei- und Samenspende, richten sich nach internationalem Recht, wenn die Wuscheltern ihren gewöhnlichen Aufenthalt zum Zeitpunkt des Adoptionsbegehrens nicht im

Heimatstaat des Kindes haben. Handelt es sich bei dem Heimatstaat des Kindes um einen Vertragsstaat, so sind die Regeln des Haager Adoptions-übereinkommens einzuhalten. Handelt es sich bei dem Heimatstaat des Kindes nicht um einen Vertragsstaat, so kann das Verfahren von Mal zu Mal wechseln.

Im Falle der internationalen Adoption unter dem Haager Übereinkommen steht der Adoption eines ausländischen Kindes das sog. Subsidiaritätsprin-zip entgegen. Dieses Prinzip gibt der Unterbringung des Kindes in sei-nem Heimatland den Vorrang. Ein weiteres Prinzip, das sog. Fachlichkeits-prinzip, bedeutet, dass über die internationale Adoption nach den Regeln des Aufnahmestaates zu entscheiden ist. Schließlich muss die Entschei-dung über die Adoption vom Heimatstaat des Kindes und dem Aufnah-mestaat Deutschland, d. h. dem gewöhnlichen Aufenthalt der in Deutsch-land lebenden Bestelleltern nach einem festgelegten Verfahren (Art. 15 ff. Haager Übereinkommen) gemeinsam getroffen werden. Damit sind unter dem Haager Übereinkommen erhebliche Unsicherheiten hinsichtlich des Gelingens der Adoption des biologisch in keiner Weise verwandten Kindes aus einer Ersatzmutterschaft gegeben. Diese Unsicherheiten potenzieren sich dadurch, dass zwischen den Bestelleltern und der Ersatzmutter bzw. jeder anderen Person, die die Sorge für das zu adoptierende Kind hat, wäh-rend des Verfahrens kein Kontakt stattfinden darf (Art. 29 Haager Überein-kommen), solange das Vorliegen der Voraussetzungen einer Adoption (Art. 4 Haager Übereinkommen) noch nicht festgestellt worden ist.

Der Aufenthaltswechsel eines Kindes aus einer ausländischen Ersatzmut-terschaft vom Ausland in das deutsche Inland hat nach Verfahrensregeln zu erfolgen, die danach differieren, ob ein Elternteil der Bestelleltern, ins-besondere der Wunschvater, mit dem Kind biologisch verwandt ist oder ob keinerlei biologische Vaterschaft besteht.

Ist der Bestellvater als nichtehelicher Vater aufgrund der Verwendung sei-nes Samens zugleich der biologische Vater, dann kann der Aufenthalts-wechsel zunächst aufgrund der bestehenden Verwandtschaft vollzogen werden. Allerdings benötigt der Vater, der sein Kind nach Deutschland bringen will, die Einwilligung der Ersatzmutter. Soll es in Deutschland zur Adoption durch die Wunschmutter kommen, die mit dem Wunschvater verheiratet ist oder mit ihm zusammenlebt, bedarf es zusätzlich der Einwilligung der Ersatzmutter, dass die Wunschmutter das Kind adoptieren darf. Schließlich ist das Jugendamt zu hören, das keine erheblichen Einwände gegen die Adoption des Kindes durch die Wunschmutter haben darf.

Besteht wegen der Verwendung von Eizellspende oder Spendersamen keine biologische Verwandtschaft zu dem Kind aus der Ersatzmutterschaft, mag im Ausland eine dort vollwirksame, aber noch keineswegs in Deutschland wirksame Adoption vollzogen worden sein. Nach dem deutschen Ausführungsgesetz zum Adoptionsübereinkommen und dem Adoptionswirkungsgesetz bedarf es in Deutschland auf jeden Fall noch einer Anerkennungs- und Wirkungsfeststellung, damit die im Ausland vollzogene Adoption in eine deutsche Volladoption umgewandelt wird.

Die Eizell- und die Embryonenspende als besonderes Problem

Die Eizellspende ist in Deutschland verboten (§ 1 Abs. 1 Nr. 1 ESchG). Allerdings hat sie in der jüngsten Vergangenheit dadurch an Bedeutung gewonnen, dass Wunscheltern die Eizellspende im Ausland suchen und finden und die schwangere Frau sodann in Deutschland medizinisch betreut wird und ihr Kind zur Welt bringt. In der Folge dieser Entwicklung ist eine Diskussion um die Legalisierung der Eizellspende auch in Deutschland entstanden. Die Fürsprecher argumentieren mit einem angeblichen Verstoß des Verbots gegen das grundrechtliche Willkürverbot (Art. 3 Abs. 1 GG). Sie stützen sich außerdem auf drei Entscheidungen des EGMR aus den Jahren 2007 (Evans/Vereinigtes Königreich vom 10.4.2007; Dickson/Vereinigtes Königreich vom 4.12.2007) und 2010 (S.H. u.a./Österreich vom 1.4.2010), in denen den einzelnen Ländern zwar eine Einschätzungsprärogative zugestanden wird, zugleich aber ein Eingriff von Verboten in Art. 8 EMRK angenommen wird. Ethische Argumente, die die meist anonym bleibenden Spenderinnen betreffen, sind in diesen Urteilen nicht zugelassen worden. Das Recht des Kindes auf Kenntnis seiner Abstammung halten sie für regelbar. Die Gegner argumentieren mit dem in Deutschland herrschenden Rechtsprinzip ›mater semper certa est‹ (die Mutter ist immer sicher), welches von der Identität von biologischer und genetischer Mutterschaft ausgeht. Das Auseinanderfallen von biologischer und genetischer Mutterschaft greift den deutschen Rechtsgrundsatz an, wonach die Mutter immer diejenige Frau ist, durch die das Kind geboren wird, und führt zu Überlegungen, ob die Eizellspende bereits eine Adoption ist und ob das Kind später die Mutterschaft der gebärenden Frau anfechten können muss (vgl. zu den wesentlichen rechtlichen Überlegungen besonders Wollschläger 2011). Sie argumentieren ferner mit dem hohen Risiko zusätzlichen Leides, das eine Schwangerschaft mit Eizellspende in gesundheitlicher Hinsicht aufgrund von Abstoßungsreaktionen, schweren Fällen von HSE (De-novo-Hypertonie) und Eklampsien mit HELLP-Syndrom für die Wunschmutter, aber auch das Kind mit sich bringen kann (vgl. besonders Pecks 2011). Dies zeigt bereits, dass zum einen zu den ärztlichen Pflichten eine besonders sorgsame Aufklärung über die Gesundheits-, ja Lebensgefahren der Annahme einer Eizellspende gezählt werden muss. Es zeigt zum anderen, dass in rechtlicher Hinsicht neue Unsicherheiten für die Wunscheltern und das Wunschkind auftreten, deren Reichweite noch gar nicht vorhersehbar ist.

Bei der Embryonenspende handelt es sich um den Transfer entweder von kryokonservierten »überzähligen« Embryonen aus anderen Behandlungszyklen von Wunscheltern oder seltener von »frischen« Embryonen. Es treten die gleichen rechtlichen Probleme wie bei der »bloßen« Eizellspende auf.

Erfahrungsberichte

Die folgenden Erfahrungsberichte stammen von Familien mit Kindern in unterschiedlichen Altersgruppen. Andrea und Marcus berichten aus ihrem Leben mit 1½-jährigen Zwillingen, Claudia und Marion veranschaulichen ihre Erfahrungen als lesbische Familie und Bettina und Sven schildern den Familienalltag mit Kindern, die 11 und 14 Jahre alt sind. Die 21-jährige Zannah, die in England lebt, erzählt, was die Spendersamenzeugung für sie bedeutet.

Andrea und Marcus mit den Zwillingen Jakob und Charlotte (beide 1½ Jahre)

Ein Leben ohne Kinder konnten wir uns schwer vorstellen. Uns war aber auch klar, dass es mit Marcus' Unfruchtbarkeit nicht so einfach werden würde, diesen Wunschtraum zu realisieren. Eine klassische Kinderwunschbehandlung war nicht möglich und wir begannen, uns mit der Möglichkeit einer Samenspende auseinanderzusetzen. Da wir uns am Anfang nicht einig waren, ob wir das Kind über seine genetische Herkunft aufklären sollten, besuchten wir ein Vorbereitungsseminar zur Familienbildung mit Spendersamen bei Petra Thorn. Zu sehen, wie viele nette Paare in der gleichen Situation steckten, das tat gut und bestärkte uns in unserem Entschluss: Wir waren nicht allein! Nach neun erfolglosen, mit vielen Frustrationen verbundenen Inseminationen folgten wir dem Rat der Ärzte und versuchten es mit IVF. Als wir irgendwie schon die Hoffnung aufzugeben begannen, wurde uns doppeltes Glück zuteil: Inzwischen sind unsere Zwillinge anderthalb Jahre alt und einfach wunderbar.

Im Nachgang des Seminars waren wir uns darüber einig geworden, dass wir unsere Kinder über ihre genetische Herkunft aufklären möchten. Nicht aufzuklären und dann ein Leben lang mit einem solchen Geheimnis und der Angst vor Entdeckung leben zu müssen, erschien uns als zu große Belastung. Andrea gestand sich außerdem ein, dass ihre Vorbehalte gegen eine Aufklärung weniger von dem vermeintlichen Schutz des Kindes als der Angst vor Ablehnung durch Dritte herrührten. Wir wollten sogar noch einen Schritt weiter gehen und durch die Wahl eines sog. Yes-Spenders zumindest die theoretische Möglichkeit der späteren Kontaktaufnahme zwischen Kind und Spender ermöglichen. Zudem wollten wir auch ausgewählte Personen aus unserem privaten Umfeld einweihen. Wir begannen damit, unseren Eltern das Vorhaben zu erläutern. Marcus Eltern freuten sich, Andreas Eltern reagierten eher zurückhaltend. Wir hatten beide im Extrem Ablehnung und Ächtung befürchtet, waren also über die positivere Reaktion sehr erleichtert. Das bestärkte uns, auch einige Freunde einzuweihen, von denen wir uns Unterstützung während der Behandlung versprachen. Ein guter Freund erzählte uns dabei, dass seine Nichte auf diese Weise gezeugt worden sei; dass sie bis heute nicht über ihre besondere Familiengeschichte Bescheid wisse, viele andere in der Familie jedoch stillschweigend schon. Eine schreckliche Vorstellung, die uns noch einmal in unserer eigenen Entscheidung bestätigte!

Als der Erfolg der Schwangerschaft feststand, erzählten wir dann auch unseren Geschwistern unsere besondere Familiengeschichte. Uns half dabei sehr, dass wir diese Gespräche immer auf maximal zwei aufzuklärende Personen begrenzten und wir im Vorhinein geklärt hatten, wer von uns beiden die Gesprächsführung übernehmen sollte. Wir stellten auch fest, dass wir dabei immer routinierter wurden, da immer die gleichen Fragen gestellt wurden: Hat auch der Spender Rechte? Warum wollten wir aufklären? Wie kann ein späterer Kontakt hergestellt werden? Was ist mit einer rechtlichen Absicherung? Wir bemühten uns, dabei immer auf den Unterschied zwischen geheim (etwas, dem etwas Verbotenes anhaftet und das niemand wissen darf) und privat (Informationen, über die absichtlich nur ein ausgewählter Kreis verfügen soll) hinzuweisen.

Wir sahen uns mehrere Kinderwunschpraxen in der Umgebung an und lernten, dass es zur damaligen Zeit einen Wildwuchs an medizinischen Angeboten gab und dass manche Mediziner eher Handwerker als wahrhafte Ärzte waren. In einem so persönlichen und intimen Themenraum sind Einfühlsamkeit, menschliche Wärme und Verständnis die Kompetenzen, die ein behandelnder Arzt einfach besitzen muss!

Wir hatten bei Beginn der Behandlung ein Foto von uns beiden bei unserer Praxis eingereicht, anhand dessen sie die Spenderauswahl vornehmen wollte. Vor dem ersten Inseminationstermin baten wir um ein Gespräch, um uns zu vergewissern, inwieweit eine Angleichung möglich gewesen sei. Der behandelnde Arzt (wir hatten aufgrund von Wochenendterminen immer wieder mit verschiedenen Ärzten der Gemeinschaftspraxis zu tun) versicherte uns, sie hätten alle Merkmale angleichen können. Auf Marcus Nachfrage stellte sich jedoch heraus, dass weder Haarfarbe noch Blutgruppe übereinstimmen und wir fragten uns, welchen Informationen der Praxis man überhaupt glauben dürfte. Wir verspürten eine Ohnmacht und ein Ausgeliefertsein, die in solch intimen Bereichen sehr verunsichernd waren. Zwar waren Marcus äußerliche Merkmale eines Kindes unmittelbar egal – er will doch nicht sich neu erschaffen, sondern das andere Wesen sich entfalten lassen! Mittelbar wäre eine gewisse Ähnlichkeit aber sehr wohl hilfreich, die Privatsphäre Dritten gegenüber zu wahren. Im Laufe der Behandlung versuchten wir noch einmal, von der Praxis eine schriftliche Zusage über den Yes-Spender und die Aufbewahrung der Spenderdaten bis zum 18. Lebensjahr der Kinder zu erwirken, leider jedoch erfolglos.

Zu Beginn der Kinderwunschbehandlung war uns wichtig, dass Marcus so stark wie möglich Anteil an der Behandlung hatte. Er war daher bei jedem Inseminationstermin anwesend. Wir griffen eine Anregung aus dem Seminar auf und vereinbarten mit den behandelnden Ärzten, dass sie die Insemination zwar vorbereiten würden, Marcus dann aber im entscheidenden Moment die Injektion selbst vornehmen würde. Die anfänglich vorhandene hohe Bedeutung einer so möglichen aktiven Beteiligung wurde zum Ende der Behandlungen für Marcus jedoch nebensächlich: Vielleicht, weil er es einige Male austesten und erleben durfte und so Sicherheit erlangte, wahrscheinlich aber auch weil seine Einstellung zur eigentlichen Injektion sich änderte. Er hatte für sich festgestellt, dass Ärzte wahrhaft nur eine kleine Handlung ausführten, die keine wirklich andere Beteiligung begründete.

Versuch um Versuch scheiterte. Wir hegten Zweifel an einer Eignung des Spenders und erbaten einen Spenderwechsel. Vielleicht ob der sich einstellenden Enttäuschung und Routine verloren wir dabei aus den Augen, Informationen über die aktuellen Spender zu erfragen. Wir wurden wegen der steigenden psychischen Belastung wohl auch müde und die Bedeutung der Spendereigenschaften trat für uns beide in den Hintergrund.

Wir glauben heute, dass wir diese Informationen letztlich der Kinder zuliebe erfragten. Andrea ist dem Spender sehr dankbar, dass er uns zu diesen beiden wunderbaren Wesen verholfen hat, ist aber auch froh, sich kein Bild von ihm machen zu können. So bleibt der Spender ein namen- und gesichtsloser Schatten, der ihr weder sympathisch noch unsympathisch sein und der sich auch nicht zwischen Marcus und sie drängen kann. Marcus ist der Spender in dem Sinne egal, in dem er sich von ihm nicht bedroht und nicht betroffen fühlt. Er hat uns mit der Spende geholfen, eine Familie mit Kindern zu gründen, und diesen den Weg in die Welt mit ermöglicht. Für Marcus nicht mehr und nicht weniger. Marcus ist heute jedoch unsicher, ob sich diese Einstellung mit mündigeren und fragenden Kindern nicht ändert: Wird der Spender dann eine größere Bedeutung, einen breiteren Platz in unserer Familie einnehmen? Auch Andrea findet die Situation im Moment recht einfach und glücklich, ihrer Meinung nach, weil die Kinder noch klein sind. Das Thema der Herkunft ergibt sich nicht, also hat sie auch keine Notwendigkeit, darüber zu sprechen. Sie meint, sich irgendwie einzureden, dass alles normal und bequem ist und sich nicht aktiv auseinander zu setzen. Sie ist jedoch zugleich verunsichert, wenn sie in Internetforen liest, wie andere damit umgehen, wie sehr Frauen die Samenspende in ihrem Alltag immer wieder zum Thema machen.

Wir hatten uns während der Schwangerschaft gefragt, ob uns die Kinder nicht fremd sein würden, was sich als eine absolut unbegründete Vermutung herausgestellt hat. Sie könnten gar nicht noch mehr unsere Kinder – oder präziser: Marcus Kinder – sein. Natürlich fragen auch wir uns gelegentlich, von wem wohl das ein oder andere Körper- oder Wesensmerkmal der Kinder stammt und schmunzeln, wenn dann nur der Spender übrig zu bleiben scheint. Auch der Umgang von Familie und Freunden mit den beiden ist liebevoll und unbefangen. Das Thema Samenspende wird nur selten angesprochen, und wenn, dann in der Regel von uns.

Eine große Hilfe während der Behandlung und bei allem, was danach kam, war uns der Kontakt zu Menschen, die sich in derselben Situation wie wir befanden. Wir hatten das Glück, Kontakt zu vier weiteren Paaren knüpfen zu können, die inzwischen fast alle mithilfe einer Samenspende Eltern geworden sind. Die regelmäßigen persönlichen Treffen sind nicht nur für uns beide von großem Wert, sondern geben auch den Kindern die Möglichkeit, auf unbefangene Weise andere Kinder mit der gleichen Familiengeschichte kennenzulernen und sich später austauschen zu können.

Es mag offensichtlich und manchmal auch wie ein Risiko erscheinen, aber die deutliche Klärung von Grenzen und was dahinter passiert, war auch in diesem Zusammenhang wichtig und gut. Wir hatten uns zu Anfang der Behandlung und währenddessen als Paar immer wieder versichert, wie weit wir den Weg gehen würden; wie viele Versuche wir wollten; bei welcher Behandlungsart wir uns unwohl fühlten; welche Alternativen – Kinderlosigkeit, Adoption – wir wann akzeptieren könnten; wie wir mit Stress und Frustration umgehen wollten; dass wir auch Bereiche und Zeiten hatten, über die und in denen wir nicht miteinander, sondern mit Dritten reden wollten. Wir wollten beide soweit wie möglich eigene Schmiede unseres Glückes sein. Daher war uns wichtig, die Ärzte als Helfer, nicht aber als »Bestimmer« oder »Entscheider« einzubeziehen. Es war unsere Entscheidung und wir gaben den Weg vor.

Wir hatten unsere kleinen Rituale, die uns den Spaß, der doch auch dazugehört, in manch dunklen Momenten erhalten haben. Denn es sollte eben kein »Seitensprung in die Tiefkühltruhe« werden, sondern ein in Partnerschaft und gegenseitigem Vertrauen begonnener Weg, der uns in unserem Falle glücklicherweise mit zwei wunderbaren Wesen zusammengebracht hat.

Wer mit uns Kontakt aufnehmen möchte, kann uns über diese E-Mail-Adresse erreichen: andrea-und-marcus@gmx.de.

Claudia und Marion mit Nele (2 Jahre alt)

Marion: Aus meiner Sicht als Co-Mutter

Wir, das sind Claudia (40 J.), Marion (39 J.) und Nele (2,3 J.), sind eine ganz normale Familie, auch wenn das Familie-Werden etwas komplizierter und auch anstrengender war. Als ich Claudia kennen lernte, im September 2001, war ich schon seit vielen Jahren eine offen lesbisch lebende Frau, ebenso Claudia. Ja, es war Liebe auf den zweiten Blick und für mich war schon früh klar, dass ich mit dieser Frau alt werden möchte. Das Zusammenziehen ließ nicht allzu lange auf sich warten. Familie gründen, d. h. Kinder zu bekommen, ist noch ein neues Thema in der Lesbenwelt. Es gab zwar schon die Familien, in denen eine der Frauen ihre leiblichen Kinder aus vorherigen Heterobeziehungen mit in die Partnerschaft gebracht hatte, aber sich zusammen für ein Kind zu entscheiden und dies dann auch dank Samenspende zu bekommen, bedeutete für uns und unsere kleine Lesbenwelt Neuland zu betreten.

Dieser Schritt war für uns ein mehrjähriger Prozess. Die zentrale Frage war: Möchten wir unser Leben, das sich zu diesem Zeitpunkt zusammen sehr gut anfühlte, wirklich total verändern? Allerdings hatten wir auch noch die eher naive Illusion, dass sich unser Leben mit Kind vielleicht gar nicht so verändern würde. Nele belehrte uns eines besseren. Jedenfalls suchten wir, nach vielen hundert Mal abwägen, noch Klärungshilfe bei einer uns bekannten Therapeutin. Wir entschieden dann, es einfach ein-mal darauf ankommen zu lassen. Unser Motto war: Wenn das Kind uns als Eltern haben will, wird es kommen. Und schon beim ersten ernsthaften Versuch klappte es, und Nele ist heute schon über zwei Jahre alt.

Die Frage, wer das Kind bekommt – das müssen Lesben ja auch entscheiden –, klärten wir eher pragmatisch. Claudia war älter, also sollte sie das erste Kind bekommen. Und wenn schon, denn schon: ich dann das Zweite. Dann kam natürlich auch noch die Suche nach einem Spender dazu, da wir eine anonyme Samenspende für uns ausschlossen. Hierbei half uns unsere kleine lesbische Gemeinde. Die Freundin einer Freundin hatte einen Freund, der sich für so ein Vorhaben zur Verfügung stellte (dies ist stark verkürzt formuliert). So lernten wir Peter kennen, ein uns mittlerweile sehr lieb gewonnener Freund und der biologische Vater von Nele.

Mit Peter versuchen wir nun auch ein zweites Kind zu bekommen und mussten leider auch die Erfahrung einer Fehlgeburt machen. Anders als ursprünglich geplant wird auch wieder Claudia das Kind austragen. Neben pragmatischen, vermeintlich wichtigen Gründen, wurde für mich als Co-Mutter der Wunsch nach einem leiblichen Kind nicht mehr so wichtig. Vielmehr hatte und habe ich die Befürchtung, dass meine Rolle, bzw. mein Verständnis von meiner Rolle als Co-Mutter, durcheinander gebracht würde, wenn ich leibliche Mutter des zweiten Kindes wäre. Ich habe mich nun in meiner Rolle gefunden und eingerichtet. Mein Wunsch nach einer eigenen Schwangerschaft ist nicht mehr da, dennoch wünsche ich mir ein zweites Kind sehr. Claudia wiederum hat den Wunsch, das zweite Kind wieder selbst zu bekommen. Das ist zwar anders als geplant, fühlt sich aber sehr richtig an.

Ich habe längere Zeit gebraucht, um mich in meiner Rolle der Co-Mutter zu finden. Dabei spielt bei mir weniger die fehlende genetische Verwandtschaft mit Nele eine Rolle, sondern die Tatsache, dass die Mutterrolle schon besetzt war. Meine inneren Rollenbilder hatten kein Vorbild für die der Co-Mutter. War ich nun so was wie ein Vater, eine zweite Mutter, falls die erste einmal ausfällt oder ein Anhängsel? Dies kann ich auch jetzt nicht einfach und eindeutig definieren. Ich bin für Nele ein Elternteil, nicht die Mama, nicht der Papa, sondern die Mami, die zweite Mutter. Es ist nicht immer leicht zu sehen, dass die Mama in den ersten Jahren auf jeden Fall mehr gefragt ist. Einfacher ist es dann, wenn ich mit Nele alleine unterwegs bin und ich ihr Bezugspunkt bin. Meinem Gefühl nach favorisiert Nele uns für unterschiedliche Zwecke, und ist das letztlich denn nicht bei allen Eltern so?

Claudia: Aus meiner Sicht als biologische Mutter

Vorweg gesagt ist der Begriff »Vaterrolle« meines Erachtens hier nicht passend. Denn Marion hat nicht die Vaterrolle, sie ist in der Triangulierung die Dritte. Peter ist in der Vaterrolle, aber auch nicht im Sinne des geläufigen Gesellschaftsmodells des »Papas«. Im Grunde hat Marion ihre Rolle als Co-Mutter, Mitmutter oder wie auch immer diese Rolle zu definieren ist, sehr zutreffend beschrieben. Nach meiner Wahrnehmung zeige aber auch ich Nele eindeutig, dass nicht nur ich die einzige und erste Bezugsperson für sie bin. Das bedeutet, dass ich mich nicht ständig in den Vordergrund spiele und dass ich es nicht darauf anlege, es als biologische Mutter immer am besten zu wissen. Ich möchte Marion durch mein Verhalten zeigen, dass sie aus meiner Sicht nicht »nur« die Zweitmutter, sondern gleichberechtigte Co-Mutter ist.

Da unsere Familienkonstellation ja offensichtlich anders ist, und so nicht dem klassischen Familienbild entspricht, werden wir auch mehr oder weniger neugierig gefragt, wer denn nun wer ist. Wir handhaben dies recht offen und haben die Erfahrung gesammelt, dass Außenstehende zufrieden sind, wenn sie eine erklärende Antwort erhalten – dann stehen wir als Familie nicht mehr in Frage. Oft wird noch gerätselt, wer die leibliche Mutter ist, ist dies aber dann geklärt, geht man/frau zur Tagesordnung über.

Wir haben bisher keine negativen oder abwertenden Erfahrungen gemacht und sind ja immer gezwungen, uns als Familie zu »outen«. Da scheint die Gesellschaft weiter zu sein, als man ihr dies zutraut. Ich wünsche mir, dass auch Nele diese Erfahrungen in ihrer Umwelt mit ihrer Familie machen wird. Jetzt fehlt uns nur noch die komplette rechtliche Gleichstellung mit heterosexuellen Eltern. Wir sind zwar verpartnert und müssen auch im Ernstfall füreinander finanziell eintreten, haben aber sonst keine steuerlichen Vorteile.

Anderen lesbischen Frauen, die sich mit dem Kinderwunsch beschäftigen, können wir einen Leitgedanken vermitteln: Entscheidet Euch immer nur für das Familienmodell, das sich für euch absolut stimmig anfühlt. Denn wenn Ihr hinter diesem Weg steht, dann könnt Ihr ihn später auch Euren Kindern glaubwürdig vermitteln. Versetzt Euch bei allen zu treffenden Entscheidungen in die Situation Eures zukünftigen Kindes und stellt Euch vor, wie es in der jeweiligen Situation leben würde. Wenn Ihr dazu ein positives Bild entwickeln könnt, dann seid Ihr eurer Entscheidung schon einen wichtigen Schritt näher.

Michael und Christine mit Peter (13 Jahre) und Sarah (11 Jahre)

Wir sind eine Familie, deren Kinder mithilfe einer Spendersamenbehandlung gezeugt wurden. Vor etwa 15 Jahren stellte sich heraus, dass mein Mann keine Kinder zeugen konnte. Damals war die Methode der ICSI noch im Erprobungsstadium. Es blieben für uns also nur zwei Möglichkeiten, um eine Familie zu werden: Adoption oder Spendersamenbehandlung. Da ich ja ganz normal schwanger werden und ein Kind auf die Welt bringen konnte, haben wir uns innerhalb weniger Wochen für eine Spendersamenbehandlung entschieden. Für meinen Mann war es gut zu wissen, dass ja ein Teil des Kindes von mir abstammt und er eine ganz normale Schwangerschaft mit mir miterleben konnte. Er wollte mir damit auch die vielen belastenden medizinischen Behandlungen ersparen, die eine »normale« Kinderwunschbehandlung mit sich bringt.

Eine Spendersamenbehandlung im Anschluss an eine nicht erfolgreiche Behandlung mit Eigensamen wäre dann auch immer nur die zweite Wahl gewesen. Da schwingt dann immer etwas von »2. Wahl« mit. Das wollten wir nicht. Daher haben wir, als wir ein zweites Kind wollten, es auch nicht mit der ICSI versucht. Wenn es dann mit dem eigenen Samen geklappt hätte, wäre das eine sehr ungleiche Geschwistersituation gewesen. Für meinen Mann war es auch nicht so wichtig, seine Gene weiterzugeben. Wir beide denken, dass das Zusammenleben als eine Familie genauso prägt wie die Gene. Er hatte schon damals die sehr pragmatische Einstellung, dass man nicht so viel Energie ins Kinderzeugen stecken sollte, sondern mehr Energie ins Familiesein. Über eine Beratung bei Pro Familia, an die ich mich auf der schwierigen Suche nach Informationen gewandt hatte, bekamen wir die Adresse einer Frauenarztpraxis, die mit Spendersamen behandelte.

Von Anfang an waren wir uns darüber einig, dass wir kein Geheimnis daraus machen wollten, dass unsere Kinder mithilfe einer Spendersamenbehandlung entstanden sind. Wir sind beide ziemlich direkte und pragmatische Menschen, daher wollten wir auf keinen Fall etwas verheimlichen oder anderen etwas vorspielen. Für uns war das auch nicht nötig, denn wir haben uns ja ganz bewusst und mit einer sehr positiven Einstellung für diesen Weg entschieden. Wir haben auch vor der Behandlung mit unseren Eltern über die Situation und unsere Entscheidung gesprochen und sie haben das akzeptiert. Auch mit engen Freunden haben wir über unsere Art der Familiengründung gesprochen. Wir hatten natürlich auch Glück mit unserem Umfeld, denn es gab keine ablehnenden Kommentare. Wir sind der Meinung, dass man nur sehr schwer mit einer Lebenslüge leben kann und bei der medizinischen und technischen Entwicklung, die heutzutage rasend schnell voranschreitet, sieht man vielleicht schon bald mit einem Blick auf den Ausweis, dass Vater und Kind nicht blutsverwandt sind. Geholfen hat mir auch die Auseinandersetzung mit dem Thema Adoption. Je offener die aufnehmenden Eltern mit dem Thema umgehen, desto besser akzeptieren die Kinder ihre spezielle Geschichte. Beeindruckt und beeinflusst hat mich auch die Tatsache, dass Adoptiveltern geraten wird, schon sehr früh, wenn das Kind drei bis vier Jahre alt ist, über seine Entstehung zu sprechen.

Neu ergeben hat sich für uns, dass es heute nicht mehr nur darum geht, wem wir etwas über die Entstehung der Kinder erzählen wollen, sondern heute müssen wir auch daran denken, was die Kinder selber wollen. In den letzten 15 Jahren haben wir natürlich viele neue Bekannte dazubekommen, und da ist es einfach nicht wichtig, über die Entstehung der Kinder zu sprechen. Wenn wir viele junge Paare neu kennenlernen würden, die Probleme mit dem Schwangerwerden haben, würde man natürlich viel dichter an dem Thema dran sein und auch von den eigenen Erfahrungen sprechen, um anderen zu helfen.

Wenn unsere Kinder es wollen, können sie mit anderen über ihre Entstehung sprechen. Unsere Tochter hat auch schon mit anderen darüber gesprochen, sie empfindet das nicht als problematisch. Aber man muss natürlich auch akzeptieren, dass etwas ältere Jugendliche nicht möchten, dass ihre Abstammung zum Thema wird, weil sie einfach nicht anders sein wollen, als alle anderen. Aber in der heutigen Zeit mit den vielen Patchworkfamilien wird es zunehmend unwichtiger, ob man mit allen Familienmitgliedern, mit denen man zusammenwohnt, auch blutsverwandt ist oder nicht.

Überrascht hat uns im Nachhinein eigentlich nur, wie oft Ärzte die Frage stellen, ob bestimmte Krankheiten oder gesundheitlichen Probleme in der Familie vorkämen. Das sind natürlich nur Routinefragen, aber wir sind froh, dass wir uns dafür entschieden haben, ganz offen mit der Abstammung umzugehen. Meistens haben wir dann erzählt, dass wir diese Frage nur zum Teil beantworten können, da der Samenspender anonym ist.

Da wir unsere Kinder sehr früh darüber aufgeklärt haben, wie sie entstanden sind (unser Sohn war 4), mussten wir nie befürchten, in schwierige Situationen zu kommen oder gar zu lügen. Kinder spüren es, wenn es ein Tabuthema in der Familie gibt. Wir machen auch mal unsere Witze darüber, wie einige Charaktereigenschaften der Kinder zu erklären sind. Peter weiß auch, dass er seine blauen Augen wohl nicht von mir hat, aber das ist mit keinerlei Wertung verbunden.

Für meinen Mann war von Anfang an der biologische Teil der Vaterschaft nicht wichtig. Familie entsteht für ihn durch das Zusammenleben und nicht durch Gene, das ist seine Überzeugung. Probleme, die es im Familienleben gibt, haben auch nicht mit der Zeugungsart zu tun, oder der Tatsache, dass er »nur« der soziale Vater ist und nicht der biologische, sondern mit unterschiedlichen Erziehungsstilen. Und mal ganz ehrlich, nur weil man sich so anstrengen musste, um Eltern zu werden, ist man doch noch lange kein perfektes Elternpaar. Dann wäre man ja auch keine normale Familie mehr. Und nur das will man ja eigentlich sein.

Da wir losen Kontakt mit einer Selbsthilfegruppe haben, die aus Samenspenderkinderfamilien besteht, sprechen wir ganz nebenbei auch mit unseren Kindern über das Thema. Ab und zu gibt es Treffen in Jugendherbergen und unsere Kinder wissen, dass die anderen Kinder dort alle mithilfe von Samenspendern gezeugt wurden. Wir zwingen den Kindern das Thema aber nicht auf.

Wünschen würden wir uns, dass es schon vor 15 Jahren die Möglichkeit gegeben hätte, einen Yes-Spender zu nehmen, jemanden also, der auf Wunsch des Kindes oder meistens jungen Erwachsenen, nicht mehr anonym ist. Das Thema Anonymität des Spenders ist für mich der einzige negative Aspekt bei unserer Familiengründung. Nicht weil wir als Eltern wissen möchten, wer der Spender ist, sondern weil den Kindern praktisch und theoretisch versagt bleibt, etwas über ihre biologische Abstammung zu erfahren, sofern sie es wollen. Sollten unsere Kinder jedoch als junge Erwachsene das dringende Bedürfnis haben, Nachforschungen anzustellen, werden wir ihnen mit allen Mitteln helfen. Da die Akten über meine Behandlung mit Spendersamen rechtlich wie medizinische Unterlagen behandelt werden, besteht allerdings die Gefahr, dass sie bereits vernichtet wurden.

Die besondere Art der Entstehung unserer Kinder ist im Alltag nicht von Belang, aber auf ganz natürliche Weise präsent. Wenn ich daran denke, tun wir das mit Dankbarkeit, und wir sind froh, dass wir den Mut hatten, diesen Weg zu gehen. Und ganz ehrlich, manchmal bedaure ich den Samenspender, dass er wohl nie diese zwei Menschen kennenlernen wird. Kinder sind nicht zu 50 % Mutter und zu 50 % Vater – Kinder sind Individuen und zu 100 % neu.

Zannah Merricks (21 Jahre)

Ich kann mich nicht daran erinnern, dass mich meine Eltern irgendwann über die Zeugung mit Samenspende aufgeklärt haben, ich weiß es einfach schon immer. Es gab eine Zeit, als ich es noch nicht richtig verstand, aber kleine Kinder können es wahrscheinlich erst richtig verstehen, wenn sie etwas älter sind. Es fällt mir schwer, zu sagen, wie es mir damit ging, dass mich meine Eltern so früh aufklärten, weil es keinen richtigen Zeitpunkt der Aufklärung gab. Es war nicht so, dass meine Eltern zu mir sagten, »jetzt müssen wir dir etwas sagen«, ich wusste es einfach schon immer und akzeptierte es als etwas ganz Normales. Zuhause wurde immer ganz offen darüber gesprochen und ich konnte jederzeit Fragen stellen. Es war kein besonders wichtiges Thema in meinem Leben und es ist nicht so, dass ich immer darüber nachdenke.

Ich schämte mich nie über meine Zeugung mit Samenspende. Es war auch nichts, über das ich immer redete. Wenn wir aber über Biologie sprachen oder uns darüber unterhielten, wer wem in unserer Familie ähnlich sieht, sprach ich mit Allen ganz offen darüber. Es machte mich ein kleines bisschen besonders und interessant, und mir gefiel dies. Auch wenn ich in mancher Hinsicht in der Schule viele Jahre eher unsicher war, war die Art und Weise, wie ich gezeugt war, davon nicht betroffen, hier fühlte ich mich immer selbstsicher.

Für mich ist ganz klar, wer mein Vater ist und ich denke, es ist dumm, dies zu hinterfragen. Mein Vater ist der, der mich liebt und mich aufgezogen hat, nicht derjenige, der seinen Samen zur Verfügung gestellt hat. Ich wusste von Anfang an, dass »Papa« Liebe, nicht Samen bedeutet und das hat sich auch in der Pubertät nicht verändert. Eigentlich war es sogar so, dass mir klar wurde, was für eine fantastische Person mein Vater ist, als ich Jungs und Männer besser verstand. Ich liebe und respektiere meinen Vater dafür, dass er zu seiner Unfruchtbarkeit steht. Dazu muss man ein richtiger Mann sein und mein Vater hat mir gezeigt, was ein richtiger Mann ist.

Für mich ist es ganz klar, dass ein offener und ehrlicher Umgang mit DI in der Familie am besten ist. Eltern müssen ihre eigenen Gefühle hinten anstellen und auf die Bedürfnisse ihrer Kinder eingehen. Meine Eltern haben dies geschafft und ich respektiere sie dafür. Ich kann meinen Eltern voll und ganz vertrauen, ich fühle mich von ihnen gewollt und geliebt. Ich respektiere sie dafür, dass sie früh mit mir über meine Zeugungsart sprachen, denn wenn ich es jetzt herausfinden würde, würde der Mangel an Respekt, den ich dann hätte, meine Beziehung mit ihnen sehr negativ beeinflussen. Wenn man die

DI versteckt, dann bedeutet dies, dass es etwas Schlechtes ist, etwas, dessen man sich schämt und dass die Kinder auch etwas sind, deren man sich schämen muss.

DI ist für mich sowohl wichtig, denn es ist mein halber genetischer Hintergrund, als auch ganz und gar unwichtig. In meinem Alltag war es schon immer eher unwichtig. Manchmal kommt man in einem Gespräch darauf, vielleicht alle zwei bis drei Monate. Ich bin im *UK Donor Link*[5] registriert, weil ich gerne Informationen über den Spender haben möchte – ich bin recht neugierig. Aber ich denke nicht oft darüber nach; es wäre eine Zeit- und Energieverschwendung, das Thema nicht loslassen zu können.

Die Spendersamenbehandlung halte ich für eine durchaus akzeptable Möglichkeit, eine Familie zu gründen, aber nur wenn Eltern auch bereit sind, ehrlich zu ihren Kindern zu sein und die Anonymität der Spender endet. Ich finde, dass es ein grundsätzliches Menschenrecht ist, zu wissen, von wem man abstammt.

---

5   Das »UK Donor Link« (www.ukdonorlink.org.uk) bietet seit 2004 Menschen, die mit DI gezeugt sind, die Möglichkeit, Informationen über den Samenspender oder Halbgeschwister zu erlangen. Es ist ein freiwilliges Register, welches vom englischen Gesundheitsministerium unterstützt wird.

Abschließende Worte

Dieser Ratgeber hat die vielschichtigen Fragestellungen der Familienbildung mit Spendersamen beleuchtet. Wenn Sie alle Kapitel durchgelesen haben und sich mit den Fragen und Anregungen auseinander gesetzt haben, haben Sie bei sich vielleicht viele unterschiedliche Reaktionen erlebt: Hoffnung und Zuversicht sowie Bedenken, Unsicherheit oder sogar Ängste, wie Sie als Vater oder Mutter in Ihrem Familienalltag mit diesen Fragen und Anregungen umgehen werden und ob Sie immer gute Lösungen finden werden. Bedenken Sie, dass viele Paare unsicher sind und sich fragen, ob sie wirklich gute Eltern werden, unabhängig davon, wie sie ihren Kinderwunsch umsetzen. Kinder zu bekommen ist eine einschneidende und existentielle Änderung im Leben, die nie mehr wieder rückgängig gemacht werden kann. Von daher ist ein gewisser Respekt vor dieser Entscheidung eine natürliche und gesunde Reaktion. Kinder brauchen stabile, liebevolle und zuverlässige Eltern – alle Kinder brauchen dies, unabhängig davon, wie sie gezeugt wurden. Kinder, die mithilfe einer Samenspende gezeugt sind, benötigen Eltern, die mit dieser Zeugungsart selbstsicher und souverän umgehen können – schließlich sollen auch diese Kinder erleben, dass ihre Zeugungsart nichts Negatives oder Problematisches ist, sondern sie genauso wertvolle und liebenswerte Menschen wie alle anderen sind.

Die Samenspende ist nicht für alle Wunscheltern der richtige Weg, eine Familie zu gründen. Für manche ist es nicht vorstellbar, einen unterschiedlichen Elternschaftsstatus inne zu haben, andere lehnen sie aus moralischen oder religiösen Gründen ab. Meiner Erfahrung nach ist es entscheidend, sich ausführlich mit allen Aspekten auseinanderzusetzen und deshalb legen mein Kollege Ken Daniels und ich so viel Wert auf Information und Vorbereitung. Damit soll bezweckt werden, dass diejenigen, die sich für eine Samenspende entscheiden, gut informiert, zuversichtlich und selbstbewusst die medizinische Behandlung beginnen können und ihre Familienbildung als genauso wertvoll erachten wie andere. Der vorliegende Ratgeber wurde in diesem Sinne geschrieben: Er soll Ihnen helfen, eine Entscheidung für oder auch gegen die Samenspende zu treffen. Auch wenn Sie sich nach der Lektüre des Ratgebers dagegen entscheiden, hat er seinen Zweck erfüllt.

Wenn Sie sich für eine Samenspende entscheiden, steht Ihnen eine Reise der Familiengründung bevor, über die Sie im Ratgeber einiges erfahren konnten, sowohl aus theoretischer Sicht als auch aus der Sicht anderer Eltern und Kindern. Sie werden jedoch Ihre eigene Geschichte und Erlebnisse in Ihre Familie einbringen und daher werden Ihre ganz persönlichen Auffassungen und Erfahrungen ausschlaggebend dafür sein, wie Sie Ihren Familienalltag leben. Es ist nicht maßgeblich, dass Sie für alle potenziellen Hürden theoretische Lösungen entwickelt haben. Wichtig ist, dass Sie als Eltern hinsichtlich der wichtigsten Fragen übereinstimmen und ein offenes Ohr füreinander und für Ihr Kind haben. Dann können Sie alle Situationen, einerlei, ob sie mit der Samenspende zusammenhängen oder sie die üblichen Schwierigkeiten in Familien sind, aktiv, konstruktiv und gemeinsam angehen. In diesem Sinne wünsche ich Ihnen anregende und fruchtbare Diskussionen in einer Atmosphäre, die von Teamgeist und einem Miteinander geprägt ist.

Anhang

Weiterführende Literatur

Hier sind Bücher und weiterführendes Material zusammengestellt, die über die Samenspende informieren. Da es nur wenige deutschsprachige Bücher zur Familiengründung mit Spendersamen gibt, sind auch englische Bücher aufgeführt.

Aufklärungsbücher für Kinder, die mithilfe der Samenspende gezeugt wurden, hat Petra Thorn geschrieben: »Die Geschichte unserer Familie« gibt es für heterosexuelle und für lesbische Eltern sowie für Solomütter (FamART Verlag, 2006 und 2009 www.famart.de). Die Bücher können direkt beim Verlag erworben werden.

Einen Erfahrungsbericht über den Behandlungsverlauf mit Spendersamen hat Tanja Fredersdorff in ihrem Buch »Johanna und Olivia, Erfüllter Kinderwunsch durch Adoption und künstliche Befruchtung« (Verlag Hartmut Becker, 2003) geschrieben. Ihr Kinderwunsch ist gleich doppelt in Erfüllung gegangen: Das Paar konnte ein Kind adoptieren und mithilfe der Samenspende ein Kind zeugen.

Ein Buch über die Frage »Wieviel Wahrheit braucht mein Kind? Von kleinen Lügen, großen Lasten und dem Mut zur Ehrlichkeit« (Rororo Hamburg 2001) hat die Familientherapeutin Irmela Wiemann geschrieben. Sie behandelt darin auch das Thema der Aufklärung nach einer Zeugung mithilfe von Spendersamen.

Der Ratgeber von Tewes Wischmann und Heike Stammer »Der Traum vom eigenen Kind« (Kohlhammer Verlag 2006) enthält viele Hinweise und Tipps für den Umgang mit ungewollter Kinderlosigkeit und beschreibt in einem Abschnitt auch die Spendersamenbehandlung.

Das Beratungsnetzwerk Kinderwunsch Deutschland e. V. hat 2008 im Kohlhammer Verlag das Handbuch »Kinderwunsch und professionelle Beratung« herausgegeben. Darin wird ein Großteil des Arbeitsspektrums des Beratungsnetzwerks wiedergegeben. Petra Thorn hat darin u. a. das Kapitel über unterschiedliche Familienzusammensetzungen nach Reproduktionsmedizin verfasst. Die Herausgeber sind Dorothee Kleinschmidt, Petra Thorn und Tewes Wischmann.

Auch vom Beratungsnetzwerk Kinderwunsch Deutschland ist 2014 ein »Ratgeber Kinderwunsch« im Kohlhammer Verlag erschienen.

Fachkräften steht das »Fortbildungsmanual Psychosoziale Kinderwunschberatung im Rahmen einer Gametenspende« von Petra Thorn zur Einarbeitung in die Thematik zur Verfügung. Es ist 2014 im FamART Verlag erschienen.

Iris Enchelmaier hat einen einfühlsamen und erfrischend konkreten Ratgeber zum Thema »Abschied vom Kinderwunsch« geschrieben. Das Buch ist 2004 im Kreuz Verlag erschienen.

Vom Lesben- und Schwulenverband Deutschland gibt es den folgenden Beratungsführer: »Regenbogenfamilien – alltäglich und doch anders. Beratungsführer für lesbische Mütter, schwule Väter und familienbezogenes Fachpersonal.« Der Beratungsführer kann direkt beim LSVD (Pipinstr. 7, 50667 Köln, www.family.lsvd.de) bestellt werden. Dort gibt es auch einen Online-Bereich für lesbische und schwule Familie: www.ilse. lsvd.de.

Von Stephanie Gerlach gibt es zwei Bücher, die auf die Situation lesbischer Familien eingehen: »Regenbogenfamilien – Ein Handbuch« (Querverlag 2013) und, gemeinsam mit Uli Streib-Brzic, »Und was sagen die Kinder dazu? Gespräche mit Töchtern und Söhnen lesbischer und schwuler Eltern« (Querverlag 2013).

Lisa Green hat in Deutschland lebende lesbische Familien nach Samenspende untersucht. Die Ergebnisse sind im Buch »Unconventional Conceptions – Family planning in lesbian-headed families created by donor insemination« (TUDpress 2006) dargestellt.

Von Petra Thorn gibt es einen Ratgeber für Männer:»Männliche Unfruchtbarkeit – Erfahrungen, Lebensgestaltung, Beratung. Er basiert auf den Erlebnissen vieler Männer und der Beratungserfahrung der Autorin (Kohlhammer Verlag 2010).

Carol Frost Vercollone, eine amerikanische Sozialarbeiterin, hat gemeinsam mit Heidi und Robert Moss, die zwei Kinder mithilfe der Spendersamenbehandlung bekommen haben, ein Buch für interessierte Paare geschrieben:»Helping the Stork, The Choices and Challenges of Donor Insemination« (MacMillan 1997).

Die Australierin Caroline Lorbach, die selbst drei Kinder mithilfe der Samenspende bekommen hat und in der Organisation Donor Conception Support Group aktiv ist, hat das Buch»Parents, offspring and donors through the years« (Jessica Kingsly Publisher 2003) geschrieben.

Von der amerikanischen Psychologin Diane Ehrensaft wird im Buch »Mommies, Daddies, Donors and Surrogates« (The Guilford Press 2005) vor allem auf die Situation der Kinder eingegangen.

Die australische Organisation Donor Conception Support Group führte 1996 eine öffentliche Tagung mit zahlreichen Vorträgen durch. Diese sind als Zusammenfassung erschienen:»Let the Offspring speak, Discussions on Donor Conception«. Zu bestellen bei: The Donor Conception Support Group of Australia.

Olivia Montuschi von der englischen Organisation Donor Conception Network hat eine Reihe veröffentlicht, die Eltern in der Aufklärung unterstützt und Hinweise für eine altersgerechte Aufklärung gibt. Es sind insgesamt vier Broschuren mit dem Titel»Telling and Talking« für Kleinkinder, Kinder im Schulalter, Teenager und Erwachsene erschienen, die man von der Internetseite der Organisation als PDF-Dokument herunterladen kann.

Diese Ratgeber werden zurzeit von den Initiatoren des DI-Netzes übersetzt. Der erste Band zur Aufklärung von Kindern bis zum 7. Lebensjahr ist bereits erhältlich:»Offen gesprochen. Über die Familienbildung mit Spendersamen reden – mit Kindern bis 7 Jahren« Herausgeber: DI Netz e. V. (FamART Verlag, 2013), die weiteren sind in Vorbereitung.

Mikki Morrissette hat einen Ratgeber für alleinstehende Frauen mit Kinderwunsch geschrieben:»Choosing single motherhood – the thinking woman's guide«. Zwar ist der Ratgeber aus amerikanischer Sicht geschrieben, er enthält jedoch viele wertvolle Anregungen, die auch für uns im deutschsprachigen Raum Gültigkeit haben. Er ist 2005 im Be-Mondo Verlag erschienen. Auf ihrer Homepage www.ChoiceMoms.org gibt es weitere Informationen zum Thema.

Nützliche Adressen

Arbeitskreis für donogene Insemination e. V.
Zusammenschluss von Ärzten, die die Spendersamenbehandlung durchführen und Richtlinien erlassen haben
Akazienallee 8–12
45127 Essen
Tel.: 0201/29 42 90
Fax: 0201/23 56 56
www.donogene-insemination.de

Beratungsnetzwerk Kinderwunsch Deutschland e. V. (BKiD)
Zusammenschluss psychosozialer Fachkräfte, die Beratung bei unerfülltem Kinderwunsch anbieten. Das Beratungsnetzwerk hat Richtlinien für die psychosoziale Beratung bei Kinderwunsch und Leitlinien und für die Gametenspende erstellt und führt regelmäßig Tagungen mit Fortbildungsanteilen durch
c/o Abt. Medizinische Psychologie
Bergheimerstr. 20
69115 Heidelberg
www.bkid.de

Bundesnotarkammer
Mohrenstr. 34
10117 Berlin
Tel.: 030/3 83 86 60
Fax: 030/38 38 66 66
www.bnotk.de

Bundesrechtsanwaltskammer
Littenstraße 9
10179 Berlin
Tel.: 030/28 49 39–0
Fax: 030/28 49 39–11
www.brak.de

DI-Netz
Zusammenschluss von Familien, die sich mithilfe einer Samenspende
gegründet haben
Postfach 100 966
33509 Bielefeld
Tel.: 0521/96 79 103
www.di-netz.de

Verein von durch Samenspende gezeugte Erwachsene
www.spendersamenkinder.de

LSVD
Lesben- und Schwulenverband Deutschland
Pipinstraße 7
50667 Köln
Tel: 0221/92 59 61–0
Fax: 0221/92 59 61–11
www.lsvd.de

WUNSCHKIND e. V.
Verein der Selbsthilfegruppe zu Fragen ungewollter Kinderlosigkeit
Metzgershäuser Weg 20
42489 Wülfrath
Tel.: 02058/78 19 12
www.wunschkind.de

England

Donor Conception Network
Zusammenschluss von Familien nach Spendersamen-, Eizellen- und
Embryonenspende
P. O. Box 265,
Sheffield, S3 7 YX
www.dcnetwork.org

Australien

Australia's Donor Conception Support Group
Zusammenschluss von Familien nach Spendersamen-, Eizellen- und
Embryonenspende
P. O. Box 53
Georges Hall
N. S. W. 2198
www.dcsg.org.au

USA

Ein Internetportal für die Suche nach Spendern, Spenderinnen und
Halbgeschwistern
www.donorsibilingregistry.org

Erklärung von Fachbegriffen und Abkürzungen

Abs.	Absatz
ADI	artifizielle donogene Insemination
AG	Amtsgericht
AGG	Allgemeines Gleichbehandlungsgesetz
AIDS	Acquired Immune Deficiency Syndrome (Erworbenes Immundefekt-Syndrom)
AMG	Gesetz über den Verkehr mit Arzneimitteln
Andrologie	Männerheilkunde
BAG	Bundesarbeitsgericht
BÄO	Bundesärzteordnung
BDSG	Bundesdatenschutzgesetz
BGB	Bürgerliches Gesetzbuch
BGH	Bundesgerichtshof
BhV	Beihilfeverordnung
BFH	Bundesfinanzhof
BFHE	Entscheidungssammlung des Bundesfinanzhofes
BSG	Bundessozialgericht
BSHG	Bundessozialhilfegesetz
BStbl.	Bundessteuerblatt
BVerfGE	Entscheidungssammlung des Bundesverfassungsgerichtes
Chlamydien	Bakterien, die verschiedene Erkrankungen hervorrufen können, u. a. auch Geschlechtskrankheiten.
donogene Insemination (DI)	Behandlung mit Spendersamen
Dtsch Ärztebl Int	Deutsches Ärzteblatt International, Hrsg. Bundesärztekammer (Arbeitsgemeinschaft der deutschen Ärztekammern) und Kassenärztliche Bundesvereinigung, Ärzte-Verlag-GmbH, Köln
EMRK	Europäische Menschenrechtskonvention
ESchG	Embryonenschutzgesetz
EuGH	Europäischer Gerichtshof

FamFG	Gesetz über das Verfahren in Familiensachen und in den Angelegenheiten der freiwilligen Gerichtsbarkeit
FamRZ	Zeitschrift für das gesamte Familienrecht
GenTG	Gesetz zur Regelung der Gentechnik
GesR	Gesundheitsrecht, Zeitschrift für Arztrecht, Krankenhausrecht, Apotheken- und Arzneimittelrecht
GewVO	Gewebeverordnung
GG	Grundgesetz
Hepatitis	Entzündung der Leber, die chronisch verlaufen kann
Heterologe Insemination	Behandlung mit Spendersamen
HIV	Human Immunodeficiency Virus, aus dem Englischen für: Menschliches Immun-Schwäche-Virus, welches die Krankheit AIDS auslösen kann
Hodenbiopsie	Entnahme von Hodengewebe zur Untersuchung der Spermienentwicklung etc.
homologe Insemination	Insemination mit dem Samen des Ehemanns
Hormone	Hormone sind körpereigene oder künstliche Informationsübermittler. Körpereigene Hormone werden in Drüsenzellen bestimmter Organsysteme gebildet und anschließend ins Blut abgegeben.
ICSI	Intrazytoplasmatische Spermieninjektion; auch Mikroinjektion. Ein Verfahren bei stark eingeschränkter männlicher Fruchtbarkeit, bei der ein einzelner Samenfaden in eine Eizelle eingebracht wird.
Impotenz	Zeugungsschwäche
Insemination	Einbringen von Samen in/an die Gebärmutter einer Frau
IVF	In-vitro-Fertilisation. Befruchtung außerhalb des menschlichen Körpers
Kryokonservierung	hier: Tieffrieren von Sperma bei -196 °C
LG	Landgericht

LPartnG	Lebenspartnerschaftsgesetz
LSG	Landessozialgericht
MedR	Medizinrecht, Zeitschrift, Beck Verlag, München.
MESA	micro epididymal sperm aspiration; Gewinnung von Sperma aus dem Nebenhoden
MSchG	Mutterschutzgesetz
NJW	Neue Juristische Wochenschrift
NZA	Neue Zeitschrift für Arbeitsrecht
OLG	Oberlandesgericht
OVG	Oberverwaltungsgericht
Potenz	Fähigkeit zum geschlechtlichen Beischlaf
ProdHaftG	Produkthaftungsgesetz
Punktion	Entnahme von Eizellen
RVO	Reichsversicherungsordnung
SGB	Sozialgesetzbuch
Spermium	reife männliche Keimzelle
Spermiogramm	Untersuchung der männlichen Samenzellen auf ihre Befruchtungsfähigkeit
Sterilität	Zeugungsunfähigkeit
StGB	Strafgesetzbuch
Stigmatisierung	Ausgrenzung
TESE	testikuläre Spermaextraktion; Gewinnung von Sperma aus dem Hoden
TPG	Transplantationsgesetz
TPG-GewVO	Verordnung über die Qualität und Sicherheit der Entnahme von Geweben und deren Übertragung nach dem Transplantationsgesetz
Urologie	Lehre von Krankheiten der Harnorgane
VersR	Zeitschrift für Versicherungsrecht, Haftungs- und Schadensrecht
Virilität	Männlichkeit, Manneskraft

Angaben zu den Verfasserinnen

Dr. phil. Petra Thorn
Langener Str. 37
64546 Mörfelden
Tel.+Fax: 06105/2 26 29
mail@pthorn.de
www.pthorn.de

Dipl.-Sozialarbeiterin, Dipl.-Sozialtherapeutin, Familientherapeutin DGSF; Mitinitiatorin und erste Vorsitzende des Beratungsnetzwerks Kinderwunsch Deutschland e. V., Vorstandsmitglied des Arbeitskreises für donogene Insemination e. V., der International Infertility Counselling Organisation (IICO – internationaler Verband für Beratung bei Kinderwunsch) und bei Wunschkind e. V.

Petra Thorn ist seit 1994 in der psychosozialen Beratung bei Kinderwunsch tätig. Sie bietet Einzel- und Paarberatung sowie Gesprächsgruppen und Seminare zur Familienbildung mit Spendersamen an. Darüber hinaus führt sie Fort- und Weiterbildungen durch und hat zahlreiche Publikationen über psychosoziale Aspekte von Unfruchtbarkeit und die Familienbildung mit Spendersamen veröffentlicht.

Dr. iur. Helga Müller
Ziegelhüttenweg 19
60598 Frankfurt
Tel.+Fax 069/63 65 79
kanzlei@dr-helga-mueller.de
www.dr-helga-mueller.de

Seit 1991 Rechtsanwältin, u. a. schwerpunktmäßig auf dem Gebiet des Familien- und Erbrechts, Medizinrechts und Strafrechts tätig. Bereits seit 1996 an der Pilotveranstaltung der Wochenendseminare »Familienbildung mit Spendersamen« beteiligt. Regelmäßige Beratung von Ärzten und Paaren mit Kinderwunsch, in den letzten Jahren zunehmend von lesbischen und alleinstehenden Frauen.

Bibliographie

AG Bonn (2011), Urteil vom 8.2.2011, Az.: 104 C 593/10 http://www.justiz.nrw.¬
de/nrwe/lgs/bonn/ag_bonn/j2011/104_C_593_10urteil2011020...

(ASRM) (2004) American Society for Reproductive Medicine: Informing offspring of their conception by gamete donation. Fertility and Sterility 81(3):
527–531.

Blyth E, Crawshaw M, Frith L, Jones C (2012) Donor-conceived people's views and
experiences of their genetic origins: a critical analysis of the research evidence.
J Law Med 19 (4):769–789.

Brähler E, Stöbel-Richter Y, Huinink J, Glander HJ (2001) Zur Epidemiologie ge-
wollter und ungewollter Kinderlosigkeit in Ost- und Westdeutschland. Reproduktionsmedizin 17:157–162.

Bundesamt für Statistik. www.destatis.de/jetspeed/portal/cms/Sites/destatis/¬
Internet/DE/Content/Statistiken/Bevoelkerung/EheschliessungenScheidun¬
gen/-Tabellen/Content100/EheschliessungenGeboreneGestorbene,templa¬
teId=renderPrint.psml (Letzter Zugriff: 01.03.2008).

Bundesärztekammer (2006) (Muster-)Richtlinie zur Durchführung der assistierten Reproduktion. Novelle 2006. Deutsches Ärzteblatt 103(20):
A1392–A1403.

Bundesgerichtshof (2006) Urteil vom vom 14.11.2006, VI ZR 48/06.

Bundessteuerblatt II 1997, S. 805.

Bundesverfassungsgericht (1979), Urteil vom 31.01.1989, 1 BvL 17/87, BVerfGE
79, 256, 269.

Bundesverfassungsgericht (1997), Urteil vom 06.05.1997, 1 BvR 409/90.

Bundesverfassungsgericht (2002), Urteil vom 17.07.2002, 1 BvF 1/01 und 1 BvF
2/01

Bundesverfassungsgericht (2005), Beschluss vom 19. 4. 2005 – 1 BvR 1644/00
u. 1 BvR 188/03.

Bundesverfassungsgericht (2006), Urteile vom 01.06. und 18.07.2006, 1 BvL
2201/02, 1 BvL 1/04 und 1 BvL 12/04.

Bundesverfassungsgericht (2007), Urteil vom 13.02.2007, 1 BvR 421/05.

Bundesverfassungsgericht (2007/2), Urteil v. 28.02.2007, 1 BvL 5/03.

Bundesverfassungsgericht (2008), Beschluss vom 26.02.2008, 1 BvR 1624/06.

Bundesverfassungsgericht (2008/2), Beschluss vom 26.01.2008, 2 BvR 392 zum
Inzestverbot.

Cordray B (1999/2000) An open letter to the HFEA. Donor Conception Network Journal 3–5.

Daniels K (2004) Building a family with the assistance of donor insemination. Palmerston North: Dunmore Press.

Daniels K, Thorn P (2001) Sharing information with donor insemination offspring: a child conception versus a family-building approach. Human Reproduction 16(9):1792–1796.

Donor Conception Network (2003) A different story. www.donor-conception-net¬ work.org/filmreview.htm (Letzter Zugriff: 11.02.2008).

Ehrensaft D (2006) Mommies, daddies, donors, surrogates. Answering tough questions and building strong families. New York: The Guildford Press.

Enchelmaier I (2004) Abschied vom Kinderwunsch. Ein Ratgeber für Frauen, die ungewollt kinderlos geblieben sind. Stuttgart: Kreuz Verlag.

(ECHR) European Court of Human Rights, Application no.43546/02; Case of E. B. v. France, Urteil vom 22.01.2008. www.echr.coe.int/NR/rdonlyres/¬ 0892EB19–226E-43E4–9430-C0166F9E3170/0/Section2.pdf (Letzter Zugriff: 12.02.2008).

Engisch K (2010) Einführung in das juristische Denken, 11. Aufl. Stuttgart: Kohlhammer.

GesR Gesundheitsrecht, Zeitschrift für Arztrecht, Krankenhausrecht, Apotheken- und Arzneimittelrecht, Verlag Dr. Otto Schmidt, Köln.

Hammel A, Bispink G, Katzorke T, Schreiber G, Thorn P (2006) Empfehlungen des Arbeitskreises für Donogene Insemination (DI) zur Qualitätssicherung der Behandlung von Spendersamen in Deutschland in der Fassung vom 8. Februar 2006. Journal für Reproduktionsmedizin und Endokrinologie 3:166–174.

Jahrbuch 2005 (2006) Deutsches IVF-Register. Lübeck.

Kentenich, H., Brähler, E., Kowalcek, I., Strauß, B., Thorn, P. Weblus, A. J., Wischmann, T., Stöbel-Richter Y. (2014): Psychosomatisch orientierte Diagnostik und Therapie bei Fertilitätsstörungen. Gießen: Psychosozial Verlag.

LG Dortmund (2008), Urteil vom 10.4.2008, Az.: 2 O 11/07.

LSG Niedersachsen-Bremen (2011), Urteil vom 17.11.2011, Az.: L1 KR 47110 L 1 KR 471/10.

Lycett E, Daniels K, Curson R, Golombok S (2004: Offspring created as a result of donor insemination (DI): A study of family relationships, child adjustment and disclosure. Fertility and Sterility 82(1):172–179.

Mason MC (1993) Male infertility: Men talking. London: Routledge.

Montuschi O (2006a) Telling and Talking about Donor Conception with 0–7 Year Olds. A Guide for Parents. Donor Conception Network. www.donor-conception¬ network.org/telltalkpubs.htm (Letzter Zugriff: 11.02.2008).

Montuschi O (2006b) Telling and Talking about Donor Conception with 8–11 Year Olds. A Guide for Parents. Donor Conception Network. www.donor-conception-¬ network.org/telltalkpubs.htm (Letzter Zugriff: 11.02.2008).

Montuschi O (2006c) Telling and talking about Donor Conception with people aged 17 and over. A Guide for Parents. Donor Conception Network. www.donor-¬ conception-network.org/telltalkpubs.htm (Letzter Zugriff: 11.02.2008).

Müller H (2008) Die Spendersamenbehandlung bei Lebenspartnerinnen und allein stehenden Frauen – ärztliches Handeln unter dem Diktum vermeintlicher Illegalität?, in: GesR 2008, 573–580.

Neue Zeitschrift für Arbeitsrecht (2000): S. 255. München: C. H. Beck.

Neue Zeitschrift für Arbeitsrecht (2003): S. 373. München: C. H. Beck.

OLG Hamm (2013), Urteil vom 6.2.2013, Az.: I-14 U 7/12, http://www.justiz.¬ nrw.de/nrwe/olgs/hamm/j2013/I_14_U_7_12_Urteil = MedR 2008, 213–215.

OVG Mannheim (2012), Urteil vom 2012, Az.:

Pecks U, Maass N, Neulen J (2011) Eizellspende – ein Risikofaktor für Schwangerschaftshochdruck: Metaanalyse und Fallserie. Dtsch Ärztebl Int 108 (3)

Petzold, N. (1999): Entwicklung und Erziehung in der Familie. Baltmannsweiler: Schneider und Hohengehren.

Richtlinie 2004/23/EG des Europäischen Parlaments und des Rates vom 31.03.2004 zur Festlegung von Qualitäts- und Sicherheitsstandards für die Spende, Beschaffung, Testung, Verarbeitung, Konservierung, Lagerung und Verteilung von menschlichen Geweben und Zellen. ABl. EG Nr. L102, S. 48–58.

Scheib J, Riordan M, Rubin S (2005) Adolescents with open-identity sperm donors: reports from 12–17 year olds. Human Reproduction 20(1):239–252.

Schlüter (2000) Die Änderung der Rolle des Pflichtteilsrechts im sozialen Kontext, in: 50 Jahre BGH, Bd. I, 2000, S. 1047, 1049 f.

Schönke-Schröder (2010) Strafgesetzbuch. Begründet von Adolf Schönke und Horst Schröder, mitkommentiert von Peter Cramer 27. Aufl. von Theodor Lenckner u. a., München.

Stein-Hilbers M (1994) Wem »gehört« das Kind? Neue Familienstrukturen und veränderte Eltern-Kind-Beziehungen. Frankfurt: Campus.

The Donor conception Group of Australia (1997): Let the offspring speak. Georges Hall, Australien.

Thorn P, Katzorke T, Daniels K (2008) Semen donors in Germany – a study – exploring motivations and attitudes. In Druck in Human Reproduction.

Thorn P (2006) Die Geschichte unserer Familie. Ein Buch für Familien, die sich mithilfe der Spendersamenbehandlung gebildet haben. Mörfelden: FamART.

Thorn P, Daniels K (2003) A group work approach in family building by donor insemination – Empowering the marginalized. Human Fertility 6:46–50.

Thorn P, Daniels K (2000) Die medizinische Praxis der donogenen Insemination in Deutschland. Geburtshilfe und Frauenheilkunde 60:630–637.

Transplantationsgesetz (2007) in der Fassung der Bekanntmachung vom 4. September 2007.

Wollenschläger F (2011) Das Verbot der heterologen In-vitro-Fertilisation und der Eizellspende auf dem Prüfstand der EMRK. MedR 29:21–28.

www.spenderkinder.de/index.php?n=Main.Stina (Letzter Zugriff: 03.06.2008).

www.donorsiblingregistry.com (Letzter Zugriff: 10.02.2008).

www.ukdonorlink.org.uk (Letzter Zugriff: 10.02.2008).

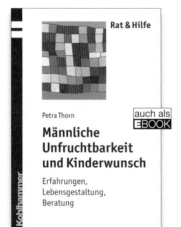
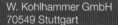
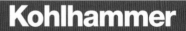

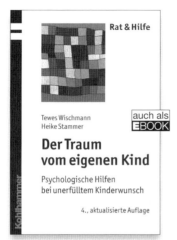
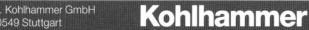

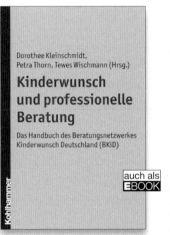
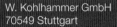
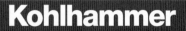